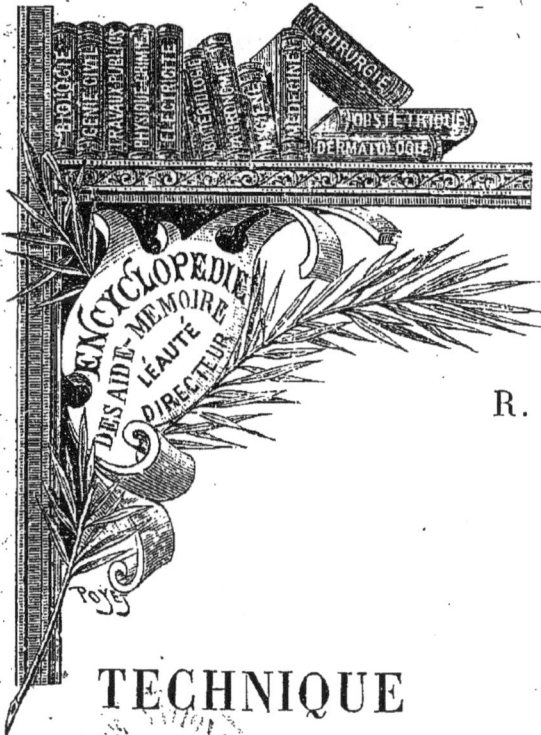

R. WÜRTZ

TECHNIQUE

BACTÉRIOLOGIQUE

DEUXIÈME ÉDITION

MASSON ET Cⁱᵉ

GAUTHIER-VILLARS ET FILS

ENCYCLOPÉDIE SCIENTIFIQUE DES AIDE-MÉMOIRE

Section du Biologiste

MM.

Arloing (S.).
Arsonval (d').
Artault.
Auvard.
Azoulay.
Ballet (Gilbert).
Bar.
Barré (G.).
Barthélemy.
Baudouin (M.).
Bazy.
Beauregard (H.).
Beille.
Bérard (L.).
Bergé.
Bergonié.
Bérillon.
Berne (G.).
Berthault.
Blanc (Louis).
Blanchard (R.).
Bodin (E.).
Bonnaire.
Bonnier (P.).
Brault.
Brissaud.
Broca.
Brocq.
Brun.
Brun (H. de).
Carrion.
Castex.
Catrin.
Cazal (du).
Cazeneuve.
Chantemesse.
Charrin.
Charvet.
Chatin (J.).
Cornevin.
Cristiani.
Critzman.
Cuénot (L.).
Dallemagne.
Dastre.
Dehérain.
Demmler.
Demelin.
Desmoulins (A.).
Dubreuilh (W.).
Duval (Mathias).
Ehlers.
Etard.

MM.

Fabre-Domergue.
Faisans.
Féré.
Fernbach (A.).
Feulard.
Florand.
Filhol (H.)
Foex.
François-Franck (Ch.)
Galippe.
Gamaleïa.
Gariel.
Gasser.
Gautier (Armand).
Gérard-Marchant.
Gilbert.
Girard (Aimé).
Girard (A.-Ch.).
Giraudeau.
Girod (P.).
Gley.
Gombault.
Grancher.
Gréhant (N.).
Guerne (J. de).
Haller.
Hallion.
Hanot.
Hartmann (H.).
Henneguy.
Hénocque.
Houdaille.
Jacquet (Lucien).
Joffroy.
Kayser.
Kœhler.
Labat.
Labit.
Lalesque.
Lamy.
Landouzy.
Langlois (P.).
Lannelongue.
Lanoix.
Lapersonne (de).
Larbalétrier.
Laulanié.
Lavarenne (de).
Laveran.
Lavergne (Dr).
Layet.
Le Dantec.
Lesage.

MM.

Letulle.
L'Hote.
Loir (Ad.).
Loubié (H.).
Loverdo.
Magnan.
Malpeaux.
Marfan.
Marie (A.).
Martin (A.-J.).
Maygrier.
Mégnin (P.).
Merklen.
Meunier (Stanislas).
Meunier (Victor).
Meyer (Dr).
Monod.
Moussous.
Napias.
Nocard.
Noguès.
Olivier (Ad.).
Olivier (L.).
Ollier.
Patouillard.
Peraire.
Perrier (Edm.).
Peyrot.
Poix.
Polin.
Pouchet (G.).
Pozzi.
Prillieux.
Ravaz.
Reclus.
Roché (G.).
Roger (H.).
Roux.
Séglas.
Segond.
Sérieux.
Straus.
Talamon.
Testut (Léo).
Tissier (Dr).
Thoulet (J.).
Trouessart.
Trousseau.
Vallon.
Viala.
Weill-Mantou (J.).
Weiss (G.).
Wurtz.

ENCYCLOPÉDIE SCIENTIFIQUE

DES

AIDE-MÉMOIRE

PUBLIÉE

SOUS LA DIRECTION DE M. LÉAUTÉ, MEMBRE DE L'INSTITUT

T_d^{11}

198

Ce volume est une publication de l'Encyclopédie scientifique des Aide-Mémoire; F. Lafargue, ancien élève de l'École Polytechnique, Secrétaire général, 169, boulevard Malesherbes, Paris.

No 13 A₂

ENCYCLOPÉDIE SCIENTIFIQUE DES AIDE-MÉMOIRE

PUBLIÉE SOUS LA DIRECTION

DE M. LÉAUTÉ, MEMBRE DE L'INSTITUT.

TECHNIQUE
BACTÉRIOLOGIQUE

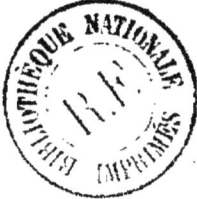

PAR

LE Dr WURTZ

Professeur agrégé
à la Faculté de Médecine de Paris
Médecin des Hôpitaux

—

DEUXIÈME ÉDITION

—✳—

PARIS

MASSON et Cie, ÉDITEURS, | GAUTHIER-VILLARS ET FILS,

LIBRAIRES DE L'ACADÉMIE DE MÉDECINE | IMPRIMEURS-ÉDITEURS

Boulevard Saint-Germain, 120 | Quai des Grands-Augustins, 55

AVANT-PROPOS

—

On ne trouvera, dans ce précis de Technique
bactériologique, ni l'historique, ni l'exposé dé-
taillé des nombreuses méthodes techniques qui
ont été préconisées jusqu'à ce jour en microbio-
logie. Conformément au programme tracé par
la Direction de l'Encyclopédie Scientifique des
Aide-Mémoire, nous nous sommes efforcés d'exposer, aussi clairement que possible, les notions
qu'un débutant doit posséder à fond avant
d'aborder l'étude proprement dite des microbes.

Les procédés de technique qui sont indiqués
dans ce précis sont ceux que l'on employait couramment dans le laboratoire de mon regretté
maître, M. le Professeur Straus. Ils sont exposés
dans leur ordre logique, et c'est en suivant cet
ordre que l'on devra exécuter toutes les opérations que ces procédés comportent.

Stérilisation, préparation et ensemencement

des milieux de culture, culture sur plaques, culture des anaérobies, description des étuves, procédés d'inoculation, autopsies, examen microscopique et coloration des microorganismes ; telle est la succession des différents chapitres de la technique bactériologique, ainsi que nous avons cru devoir l'exposer.

Comme application immédiate et pratique, nous indiquons la technique de l'analyse bactériologique de l'air, de l'eau et de la terre.

Enfin, dans un dernier chapitre, nous avons cru devoir donner, très succinctement, un résumé des principales méthodes employées pour isoler et séparer les substances sécrétées par les microbes. C'est qu'en effet, l'intérêt actuel de la bactériologie ne réside plus entièrement dans la morphologie ou la biologie des microorganismes, mais aussi dans l'étude des produits solubles qu'ils sécrètent et de l'action physiologique, vaccinante ou toxique, de ces produits. Les notions que nous donnons à la fin de ce précis sont loin de constituer un tout complet ; mais, comme elles ne se trouvent jusqu'à présent dans aucun manuel de bactériologie, nous pensons qu'elles pourront être de quelque utilité au lecteur.

Paris, 20 octobre 1897.

Dr R. WURTZ.

CHAPITRE PREMIER

—

STÉRILISATION

La stérilisation est une opération capitale en bactériologie, car elle seule peut assurer la pureté des cultures.

On peut stériliser de plusieurs façons différentes : 1° par la chaleur sèche ; 2° par la chaleur humide ; 3° par filtration.

1. Stérilisation par la chaleur sèche. — La stérilisation par la chaleur sèche peut s'effectuer, de la façon la plus simple, en passant dans la flamme d'un bec de gaz l'objet que l'on désire stériliser. C'est ainsi que l'on opère couramment pour les pipettes en verres, les fils de platine et même, si l'on veut, pour les instruments en acier.

Mais, la stérilisation par la chaleur sèche peut s'effectuer plus méthodiquement, à l'aide du *four* Pasteur. L'emploi de ce four ne peut s'appliquer

qu'à la verrerie et aux objets secs tels que les instruments, etc. ; tout récipient contenant une
substance évaporable ne saurait y être stérilisé.

Fig. 1

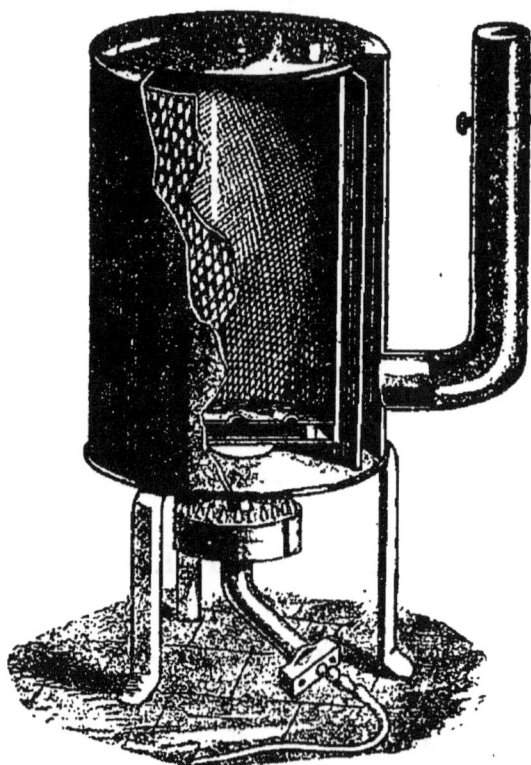

Ce four (*fig.* 1) est un cylindre de tôle à
double paroi et dont le fond, également double,
est chauffé par une couronne de gaz. Il peut être
fermé par un couvercle de tôle muni d'un bouton. Une cheminée placée latéralement sert au
dégagement des gaz de la combustion.

Un grand panier en fil de fer qui entre exactement dans le four, sert à y ranger les objets
que l'on veut stériliser; les objets de verrerie
doivent être rigoureusement secs, la moindre
goutte d'eau pouvant en déterminer le bris. On
ferme le four avec le couvercle et on allume.
Pour éviter la formation d'un mélange déto-
nant, il faut placer l'allumette enflammée sur
l'orifice des becs de gaz avant de tourner le robinet ; une explosion, avec projection extrêmement violente du fourneau, pourrait se produire
si l'on n'observait pas cette précaution. Il sera
bon de faire ajouter, pour plus de commodité,
un robinet à la tétine dessinée sur la figure, et
sur laquelle s'embranche le caoutchouc qui
amène le gaz.

La température qu'il faut atteindre, pour obtenir une stérilisation parfaite, pourrait être
évaluée à l'aide d'un thermomètre, mais, dans la
pratique, il n'est pas besoin de s'en servir. Les
objets à stériliser étant presque toujours garnis
ou bouchés avec de la ouate, on juge la stérilisation suffisante lorsque cette ouate est devenue
couleur café au lait clair (1). Si le panier est

_____

(1) De même pour les verres à pied et les entonnoirs,
qui doivent être recouverts d'une feuille de papier à
filtre blanc.

rempli du haut en bas, il faut savoir que les objets placés au fond du four seront beaucoup plus chauffés que ceux qui sont près du couvercle ; de même, les objets situés près des parois seront stérilisés plus vite que ceux qui sont au centre. Il faudra donc surveiller attentivement les objets placés au fond du four ou près des bords, de façon à ce qu'ils ne soient pas soumis à une température dépassant la température voulue. En effet, si on néglige de lever de temps en temps le couvercle pour juger de la couleur de la ouate, ou si l'on quitte l'appareil, on manque l'opération. Il arrive alors que la ouate noircit, se carbonise et souvent même brûle lentement ; les objets de verre sont enduits d'une huile brunâtre, extrêmement difficile à enlever.

En général, en ouvrant le gaz à plein canal, il faut 25 à 30 minutes environ pour stériliser. Lorsqu'on voit que la ouate commence à se teinter en jaune, on ferme le robinet et on attend, sans enlever le couvercle, que la température du four soit retombée à celle de la chambre. La chaleur rayonnante des parois suffit, après l'extinction du gaz, pour roussir convenablement la ouate, et, partant, à stériliser efficacement les objets contenus dans le four.

Lorsqu'on stérilise des plaques de Pétri ou

bien un objet non garni de ouate, on mettra au fond du stérilisateur une floche de ouate qui permettra d'apprécier le degré de chaleur obtenue.

Ajoutons que lorsqu'on stérilise ces plaques de Pétri ou tout autre objet en verre de Bohême, il faut, pour éviter qu'elles ne se brisent par un brusque changement de température, les laisser se refroidir quelque temps dans le four même, après qu'on a éteint le gaz.

Un second mode de stérilisation par la chaleur sèche est le *chauffage* par la méthode discontinue de Tyndall ; nous décrirons ce procédé à propos de la fabrication du sérum.

2. Stérilisation par la chaleur humide. — La stérilisation par la voie humide s'opère, en Allemagne, dans les poêles de Koch, dans un courant de vapeur d'eau sans pression, à 100°. L'emploi de ces appareils, dont le seul mérite est d'être peu coûteux, nécessite une durée assez longue (une à trois heures environ).

Il vaut mieux employer l'*autoclave* de Chamberland (*fig.* 2) : c'est une marmite de Papin munie d'un robinet, d'une soupape de sûreté et d'un manomètre qui indique la pression, et par suite, la température ([1]). Les objets à stériliser sont placés dans un panier de cuivre.

Fig. 2

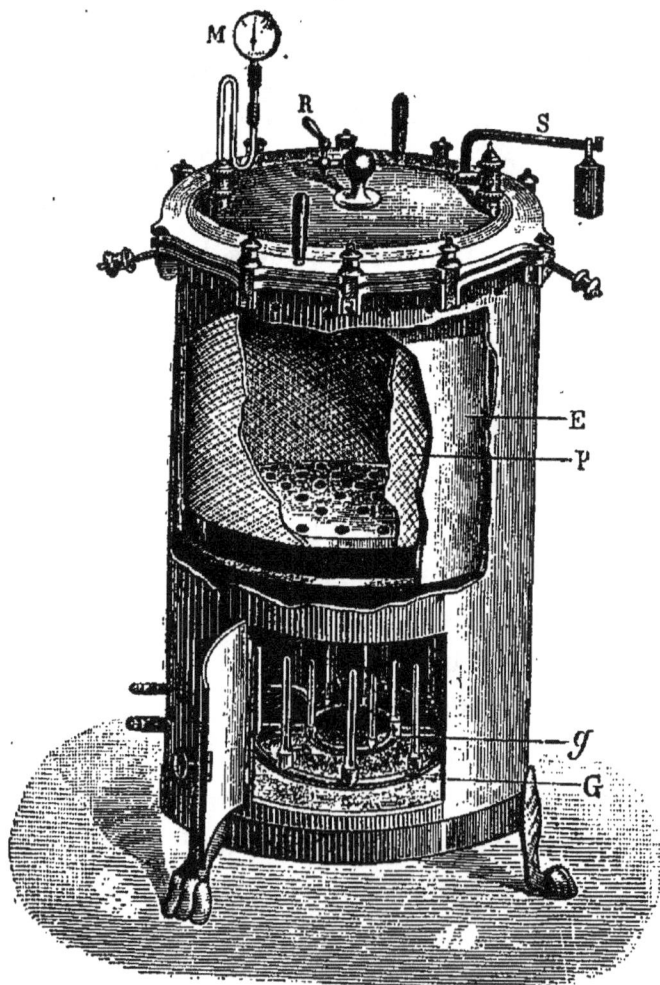

L'obturation exacte entre la marmite et son couvercle est assurée par un cercle de caoutchouc. Deux index placés l'un sur la tranche du couvercle, l'autre sur la partie supérieure de la marmite doivent être mis en regard l'un de l'autre, lorsqu'on ferme l'autoclave ; faute de cette précaution, les vis avec leurs écrous n'entrent pas exactement dans les tenons correspondants et l'herméticité ne peut obtenue. Pour se servir de l'appareil, on s'assure si le fond de l'autoclave est rempli d'eau. Une hauteur de 10 centimètres d'eau est suffisante pour une longue stérilisation et ne nécessite ni trop de gaz, ni trop de temps pour s'échauffer.

On place les objets à stériliser, bouchés avec la ouate, dans le panier en cuivre ; on ferme le couvercle et on allume le gaz.

On fera bien, comme pour le four Pasteur, de placer l'allumette enflammée sur la rampe avant de tourner le robinet.

Le gaz étant allumé, il faut laisser ouvert le robinet placé sur le couvercle, jusqu'à ce qu'un jet de vapeur continu sorte par son orifice. Voici pourquoi : le manomètre est gradué d'après les tables de Regnault, qui donnent les relations entre la température de la vapeur d'eau et sa force élastique. Si l'on n'a pas purgé l'autoclave d'air, cet air, dilaté par la chaleur, actionnerait, en même temps que la vapeur d'eau, l'aiguille, et la température donnée par la lecture du manomètre serait de beaucoup supérieure à celle du mélange d'air et de vapeur d'eau contenu dans l'autoclave.

Quand on est assuré que l'autoclave ne contient plus d'air, on ferme le robinet et on laisse monter l'aiguille jusqu'au degré de température (marqué sur le manomètre) que l'on s'est assigné.

A ce moment, pour maintenir la température constante, on baisse la flamme du gaz jusqu'à ce que sa hauteur ne soit que d'un ou deux travers de doigt (suivant la température du laboratoire). En tâtonnant un peu, on arrive très vite à obtenir l'immobilité de l'aiguille du manomètre. On ne comptera le temps de la stérilisation qu'à partir de ce moment, lorsque la pression et, par conséquent, la température seront devenues fixes.

Quand le laps de temps nécessaire est écoulé, on éteint le gaz et on laisse la pression redescendre à 0°. Il ne faut pas, surtout lorsqu'on stérilise des tubes ou des ballons remplis de liquide presque jusqu'aux bords, lâcher brusquement la vapeur en ouvrant le robinet, une fois que le gaz est éteint. On risque, en effet, par une trop brusque décompression, de faire sauter les bouchons de ouate qui recouvrent les ballons ou les tubes, et, par suite, de manquer son opération.

Nous ne saurions trop recommander, lorsqu'on se sert de l'autoclave, de ne pas perdre de vue l'aiguille du manomètre. On ne doit point quitter l'appareil une fois qu'il est sous pression, car il peut survenir un changement dans la pression du gaz, changement déterminant une élévation subite de la température et, par conséquent, de la pression de la vapeur d'eau contenue dans l'autoclave ; il pourrait s'ensuivre une explosion de la marmite, si la soupape fonctionnait mal.

Si l'on veut stériliser à 100°, comme on le fait dans le poêle de Koch, dans un courant de *vapeur d'eau sans pression*, on n'a qu'à laisser le robinet du couvercle de l'autoclave ouvert et à ne pas visser ce couvercle sur la marmite.

Disons enfin qu'on peut stériliser par l'*ébullition simple*, sans employer l'autoclave ni la vapeur d'eau.

En effet, dans la pratique, on emploie fréquemment, pour stériliser, l'ébullition dans l'eau. Par exemple, pour désinfecter des instruments, scalpels, pinces, seringues, ayant servi à une autopsie, il suffira de les faire simplement bouillir, pendant un quart d'heure, dans une marmite ordinaire en fonte émaillée.

3. Stérilisation par filtration. — Pour priver un liquide de germes, on peut le filtrer à travers des bougies en porcelaine ou en alumine. Cette méthode ne peut naturellement s'employer que pour des liquides non visqueux. On sait, en effet, avec quelle difficulté les liquides contenant, même en faible proportion, des matières albuminoïdes, passent à travers des filtres en papier; cette difficulté serait encore plus grande si l'on filtrait ces liquides à travers des filtres en porcelaine. On ne devra donc employer des filtres que pour les liquides ne contenant que de petites quantités de matières albuminoïdes, tels que le bouillon ([1]). L'eau, les solutions de sels ou d'autres matières solubles dans l'eau peuvent être naturellement stérilisées par cette méthode.

On a imaginé un certain nombre de modèles de filtres ; ceux que M. Pasteur fit, le premier, fabriquer, étaient en plâtre. A la même époque, M. A. Gautier en fit construire en porcelaine de Sèvres dégourdie, filtrant de dehors en dedans. Ce principe simple fut un grand perfectionnement pour l'emploi de ces filtres ; il permet

---

([1]) Les bouillons que l'on a ensemencés avec certains microbes, par exemple avec le bacille lactique ou le *Vibrio Metchnikovi*, sont même tellement visqueux que leur filtration est très difficile et très lente.

de les nettoyer commodément, en brossant simplement leur surface extérieure sur laquelle les
germes se sont déposés. M. A. Gautier filtrait
par aspiration, à l'aide d'une trompe; c'est ce
procédé qu'il faut employer à l'exclusion de tout
autre, et auquel on est revenu après s'être servi
des appareils à pression, que nous ne décrirons
point, car leur usage doit être déconseillé.

Les filtres dont on se sert couramment par-
tout sont les bougies Chamberland.

Supposons qu'on veuille filtrer une certaine
quantité d'une culture pure de charbon dans le
bouillon. Voici comment il faut procéder :

Le matériel nécessaire se compose des objets
suivants :

Fig. 3   Fig. 4

1° Une bougie Chamberland ; c'est
un cylindre de porcelaine de 10 centimètres de long, fermé à une de ses
extrémités, ouvert à l'autre (*fig.* 3).
Les bougies à téline (*fig.* 4), qui servent communément pour filtrer l'eau
ne peuvent servir qu'à condition de
les scier à 10 centimètres environ de
leur fond ;

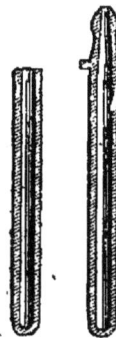

2° une carafe à filtrer, munie d'une tubulure
latérale et fermée par un bouchon percé d'un
large trou ;

3° un tube à brôme ;

4° une trompe à eau pour faire le vide ;

5° deux bouchons de caoutchouc à 1 trou ;

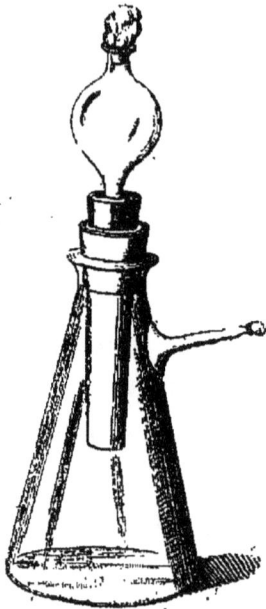

l'un pour boucher la ca-
rafe, l'autre pour fermer
l'orifice de la bougie.

Voici comment on monte
cet appareil imaginé par
M. Kitasato (*fig.* 5) :

On engage dans le large
trou du bouchon qui bouche
la carafe à filtrer, la bougie
que l'on a soigneusement
stérilisée en la chauffant
sur un bec Bunsen ou sur
la lampe d'émailleur. L'orifice de la bougie doit affleu-
rer, juste au niveau du bou-
chon. On obture cet orifice avec le petit bouchon dans lequel on a fait passer le tube à
brôme. L'appareil est dès lors prêt à servir. On
met deux floches de ouate, l'une à l'orifice du
tube, l'autre dans la tubulure latérale, et on
stérilise le tout à l'autoclave pendant 15 minutes
à 120°.

On enlève la ouate qui bouche le tube à
brôme, on verse le liquide que l'on veut filtrer

et on embranche la trompe sur la tubulure latérale sans enlever le bouchon de coton.

L'emploi de la trompe nécessite quelques précautions que nous allons
rapidement indiquer. Si
l'on se sert de la trompe
Alvergniat (*fig.* 6), sans
ajutages métalliques ni robinets, il faudra placer une
pince à pression (pince de
Mohr), sur le caoutchouc
qui relie la carafe à la
trompe et serrer la vis de
cette pince *à fond* avant
de fermer le robinet, lorsqu'on veut cesser de faire
le vide. Sans cette précaution, l'eau de la trompe jail-
lit dans la carafe où elle est
aspirée par le vide qui y
est plus parfait que dans
la trompe elle-même.

Fig. 6

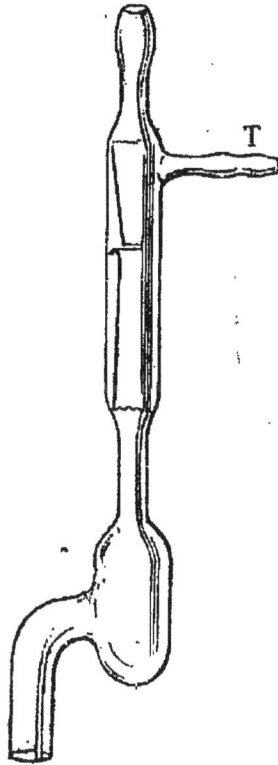

De même, il ne faut pas (surtout en été)
laisser la trompe marcher toute la nuit. Si l'on
arrose en ville, il y aura décompression dans les
conduits du laboratoire et le même inconvénient
se produira.

Si l'on n'a pas de trompe à sa disposition, on peut employer l'appareil de M. Chamberland ; il nécessite :

1° La même bougie Chamberland (*fig.* 7. T);

2° une coiffe en caoutchouc qui recouvre l'orifice libre de la bougie ;

3° une pipette de Chamberland B à trois tubulures ([1]);

4° une petite pompe aspirante à main P.

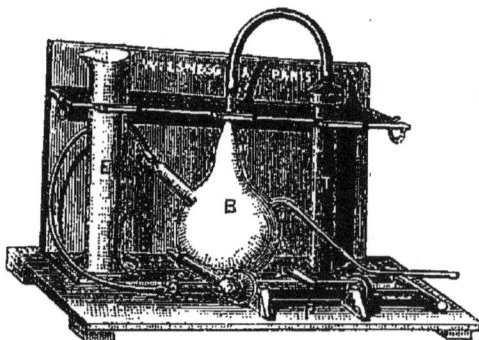
Fig. 7

On place le liquide à filtrer dans une éprouvette E ; on relie la bougie à l'un des orifices de la pipette Chamberland avec un caoutchouc à vide, l'autre orifice à la pompe aspirante, et on fait le vide. La *fig.* 7 fera d'ailleurs comprendre cette manœuvre ([2]).

([1]) La troisième tubulure sert à décanter avec pureté.

([2]) Pour filtrer des sucs d'organes, soit avec la trompe et la carafe à filtrer, soit avec l'appareil Chamberland, il faut prendre une précaution indispensable : Après avoir haché, aussi menu que possible, les or-

Dans un laboratoire de bactériologie, on a constamment besoin d'eau stérilisée. Nous recommandons l'usage de l'appareil ci-contre (*fig.* 8) qui fonctionne avec une seule bougie Chamberland. Il existe le même dispositif avec une couronne de plusieurs bougies. Avec la pression d'eau de la ville de Paris, on aura un débit très satisfaisant. Si l'on n'a pas, dans le laboratoire, d'eau sous pression à sa disposition, on se servira du procédé du siphon dont le débit est moins rapide.

Fig. 8

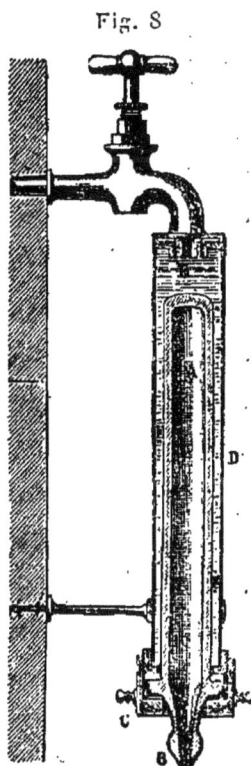

Il faut, pour avoir de l'eau stérile, observer une précaution indispensable, surtout en été : c'est de nettoyer et stériliser la bougie très fréquemment, tous les quatre jours au moins, sans quoi l'on s'expose à des mécomptes. Il ne faut pas se contenter de bros-

---

ganes et en avoir exprimé le suc, *il faut filtrer d'abord ce suc* sur du papier à filtre ordinaire. Ce filtrat rouge, dépourvu de parcelles d'organes, filtrera incomparablement plus vite à travers la bougie filtrante.

ser tous les cinq ou six jours le filtre, afin d'enlever la couche gluante et jaunâtre qui s'est déposée à la surface ; il faut stériliser le filtre, soit à l'autoclave, soit mieux encore, sur la flamme d'une lampe à alcool, après qu'on l'a bien égoutté et desséché en le plaçant pendant quelque temps dans une étuve à 37°. C'est à cette seule condition que l'on sera sûr d'avoir constamment de l'eau stérile.

Lorsqu'une bougie a servi à filtrer des liquides albumineux, il est nécessaire d'employer certaines précautions pour la nettoyer et la stériliser, afin de pouvoir s'en servir de nouveau. Une stérilisation à l'autoclave ne suffirait pas, car les pores sont plus ou moins colmatées. Il faut faire sécher lentement la bougie à l'étuve à 37°, et, lorsqu'elle est rigoureusement sèche, la chauffer au rouge sombre sur la flamme d'un bec de Bunsen ou sur la lampe d'émailleur. Un moufle de petit modèle, dans un laboratoire de quelque importance, rend dans ce cas les meilleurs services. On y chauffe progressivement les bougies jusqu'au rouge cerise. On devra vérifier avec soin s'il ne s'est produit aucune fêlure ; les fêlures se voient mieux quand le filtre est à une température élevée que quand il est refroidi.

M. d'Arsonval a indiqué un moyen très ingénieux de filtrer à travers une bougie, sans faire
usage de la trompe. Au lieu d'employer la carafe décrite ci-dessus, on se sert simplement
d'un flacon conique en verre de Bohême, sans
tubulure latérale. On stérilise ce flacon à l'autoclave après l'avoir muni d'un bouchon de ouate,
en laissant quelques gouttes d'eau au fond.

Pour filtrer, on débouche la ouate et on fait
bouillir, sur le bec de Bunsen, la petite quantité
d'eau que l'on a laissée au fond du vase. Quand
celui-ci est plein de vapeur d'eau, on le bouche
hermétiquement, avec le bouchon de caoutchouc
qui porte la bougie et l'entonnoir. La vapeur
d'eau se condense, détermine un vide partiel
dans le vase, et le liquide que l'on verse dans
l'entonnoir filtre rapidement à travers la bougie.

CHAPITRE II

—

PRÉPARATION DES MILIEUX DE CULTURE

La préparation des milieux de culture est une des opérations les plus importantes de la technique bactériologique.

1. Récipients. — On répartit ces milieux dans des récipients en verre de différentes formes. Dans la pratique courante, on se sert de tubes à essais en verre mince de $0^m,15$ de longueur sur 16 millimètres de diamètre ; cette dimension est parfaitement suffisante pour la culture ordinaire en tubes. Avec un litre de bouillon, de gélatine ou de gélose, on devra faire de 110 à 120 de ces tubes. On ne doit les remplir qu'au quart de leur hauteur environ. Pour le bouillon, on emploie aussi de

Fig. 9

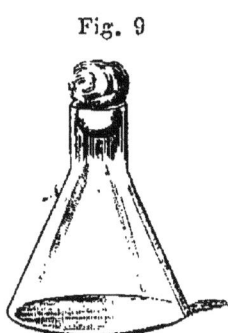

petits ballons d'Erlenmeyer (*fig*. 9) ayant 7 centimètres de haut et 5 centimètres de diamètre à
leur base. Les fio-
les ordinaires, si
l'on veut ensemen-
cer de grandes
quantités de liqui-
de, pourront être
d'un excellent usa-
ge (*fig*. 10).

Tous ces réci-
pients devront être
bouchés avec un
bouchon de ouate,
ni trop serré,ni sur-
tout trop lâche et
dont l'extrémité supérieure débordera l'ouverture du tube (*fig*. 11) (¹); cette précaution est
indispensable pour enlever commodément le
bouchon de ouate. Enfin, tous ces différents réci-

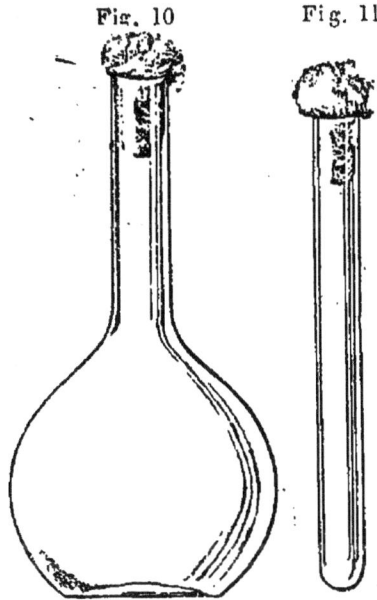

Fig. 10　　Fig. 11

(¹) Nous recommandons la même précaution pour
les pipettes Pasteur. Si l'on tasse trop le coton, l'aspiration devient impossible. Pour les pipettes graduées
fines, comme on ne peut introduire de la ouate dans
leur extrémité effilée sans s'exposer à en briser la pointe,
on enveloppe toute la pointe dans une floche de ouate
qu'on lie avec un fil sur le corps de la pipette.

pients, tubes, ballons bien secs, etc., devront être stérilisés préalablement au four Pasteur, avant que l'on y répartisse les milieux de culture.

2. Préparation des milieux. — On a donné de nombreux procédés pour préparer les milieux de culture.

Voici ceux que nous recommandons, et qui étaient couramment employés dans le laboratoire de M. Straus.

A. **Préparation du bouillon.** — On hache assez menu 5oo grammes de viande (veau, bœuf ou cheval); on met cette viande dans 1000 grammes d'eau et on laisse macérer pendant 24 heures *au frais* en hiver, dans la glacière ou dans une cave en été([1]). On filtre grossièrement à travers un torchon propre ou mieux à travers plusieurs doubles de tarlatane. On exprime, par une torsion énergique, le plus possible du produit de la macération. On ajoute la quantité d'eau suffisante pour ramener le volume à 1000 centimètres cubes; on place le jus de viande dans un ballon de verre, ou mieux, dans une marmite en fonte

---

([1]) Il n'est même pas indispensable de faire macérer la viande en été. On place la viande dans la marmite avec le litre d'eau, la peptone et le sel marin et on le chauffe immédiatement dans l'autoclave, comme il est indiqué p. 27.

émaillée recouverte d'un couvercle qui ne ris-
quera pas de se briser dans l'autoclave, et on
ajoute :

| Peptone | . . . . | 10 grammes |
| Sel marin | . . . . . . | 5 grammes. |

On place la marmite recouverte de son couvercle
dans l'autoclave; on chauffe à 125°, pendant
30 minutes pour deux litres, et 15 minutes pour
un litre. On retire la marmite, on filtre, et on al-
calinise le bouillon, qui a une réaction nettement
acide, avec une solution de soude au 10e : la
réaction du bouillon, vérifiée au papier de tournesol, doit être neutre ou légèrement alcaline ;
si l'on a ajouté trop d'alcali, ce qui donnerait
un bouillon trouble, on devra neutraliser avec
quelques gouttes d'acide lactique. On chauffe
pendant 10 ou 15 minutes, suivant qu'il s'agit de
1 ou 2 litres, à 125°, le bouillon alcalinisé, qu'on
laisse ensuite refroidir pendant 12 heures au
moins. On filtre de nouveau pour séparer le
précipité qui s'est déposé, et on le décante dans
les tubes à essais, ou dans les ballons d'Erlenmeyer, stérilisés préalablement au four Pasteur.
On les rebouche avec le coton et on les stérilise
pendant 15 minutes à 115°.

Il est important de laisser refroidir le bouillon

avant de filtrer. Si on le filtre à chaud et que
l'on stérilise ensuite, on trouvera, après refroidissement, un dépôt blanc assez abondant au
fond de chaque tube, dépôt formé par des sels
solubles à chaud et insolubles à froid.

Si l'on a fait le bouillon dans un grand ballon
de verre, on peut simplement, si l'on veut, le décanter avec pureté, après la dernière stérilisation, à l'aide d'une pipette stérilisée, dans des
tubes à essais stériles. Mais avant de se servir de
ces tubes, il faudra les mettre à l'étuve à 37°,
pendant deux ou trois jours, afin d'être sûr
qu'on n'a pas, en décantant, introduit de germes
dans les tubes; on rejettera les tubes dont le
contenu se sera troublé.

Pour filtrer le bouillon, le papier à filtre ordinaire est suffisant. Mais, pour la gélatine et surtout pour la gélose, le papier Chardin est indispensable.

C'est le bouillon ainsi préparé qui servira à
faire la gélatine et la gélose.

B. **Préparation de la gélatine.** — On prépare
un litre de bouillon comme il a été indiqué précédemment. On ajoute :

Gélatine (1). . . . . . .   7 grammes.

---

(1) Marque « à l'Étoile ».

On fait fondre au bain-marie, on s'assure de la réaction qui doit être faiblement alcaline. On prend alors deux blancs d'œuf que l'on bat bien avec une baguette de verre dans un verre à expérience et on les ajoute à la gélatine liquide et fondue à une température de 50° environ. On remettra le tout à l'autoclave à 115° pendant 1 minute ; l'albumine du blanc d'œuf se coagule et clarifie la gélatine ; on filtre sur le papier Chardin, dans un grand entonnoir ; on recueille dans des verres à pied et l'on met en tubes.

Pour cela, il est *absolument indispensable* de se servir d'un petit entonnoir, terminé par un biseau, dont la tige sera longue de 6 ou 7 centimètres et que l'on posera sur le tube que l'on veut remplir. On verse la gélatine par l'entonnoir, qu'on retire ensuite vivement sans qu'aucune goutte de gélatine ait pu toucher les parois du tube ; on évite ainsi de coller le bouchon de ouate aux parois du tube. Les tubes une fois remplis, on les stérilisera une dernière fois à l'autoclave pendant 5 minutes à la température de 105°.

C. **Préparation de la gélose.** — On prépare un litre de bouillon, et on y ajoute :

Gélose . . . .   12 grammes.

On fait fondre au bain-marie, comme pour la
gélatine. On laisse refroidir à 50° et on ajoute
deux blancs d'œuf bien battus. La réaction doit
être légèrement alcaline, comme celle du bouillon
dans lequel on a fait fondre la gélose. On chauffe
1 minute à 125° et on filtre sur un grand entonnoir dans un filtre à plis de papier Chardin.
On recueille la gélose, filtrée dans des verres à
pied, à l'aide desquels on remplit les tubes. Il
faudra, comme pour la gélatine, employer un
petit entonnoir.

Le filtre à filtration chaude, que l'on conseille
dans certains traités pour la filtration de la gélose, est inutile dans une chambre ayant une
température moyenne de 15 à 20°.

Nous répéterons qu'il est indispensable : 1° de
chauffer le mélange à 125°, et 2° d'employer le
papier Chardin.

Une fois que les tubes sont remplis, on les
stérilise pendant 15 minutes à 115°, puis on
les couche de façon à ce qu'ils présentent
une surface très inclinée. Il suffit pour cela de
les ranger sur une table, en ayant soin de placer, sous leur extrémité garnie de ouate, une
réglette de 2 centimètres de haut ; on les laisse
refroidir.

Ils sont dès lors prêts à servir.

D. **Préparation des pommes de terre pour la
culture.** — On peut employer, pour la culture
sur pommes de terre, deux procédés. L'un est le
procédé de Koch, avec quelques modifications
qui le rendent plus pratique, l'autre, le meilleur,
est le procédé de Roux.

Procédé de Koch. — Il nécessite l'emploi de
petits cristalli-
soirs (*fig.* 12)
recouverts d'un
couvercle, rodé
ou non (le cou-
vercle d'une boî-
te de Petri suffit,
si l'on n'a pas
de cristallisoir
rodé). La dimen-

Fig. 12

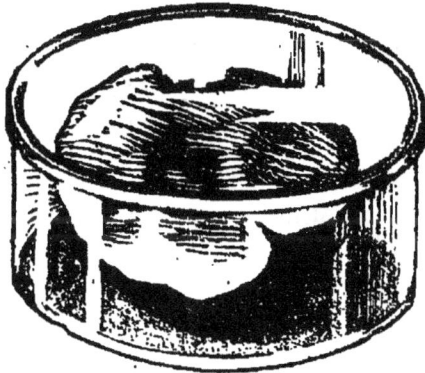

sion commode pour ces cristallisoirs est de
10 centimètres de diamètre, sur 4 à 5 de haut.

On prend des pommes de terre de bonne qualité, on les brosse en enlevant soigneusement la
terre qui peut les souiller, et on les laisse pendant
une heure dans la solution de sublimé au millième.
On met au fond du cristallisoir un rond de papier
à filtre imbibé de sublimé. On coupe les pommes
de terre en deux et on en met une moitié dans
chaque cristallisoir. On les recouvre et on porte

à l'autoclave à 125° pendant une demi-heure.
Cette stérilisation prolongée à une haute température est absolument nécessaire ; il existe fréquemment à la surface des pommes de terre un
bacille, le bacille rouge de la pomme de terre,
qui supporte la température de 120° pendant

Fig. 13

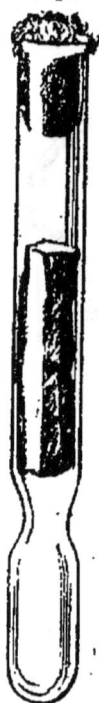

15 minutes sans être tué, il est donc
important d'opérer comme il est indiqué ci-dessus. Au sortir de l'autoclave,
on laisse refroidir le cristallisoir et la
pomme de terre est prête à servir pour
l'ensemencement.

Procédé de Roux. — M. Roux emploie pour la culture sur pommes de
terre, des tubes à essai, de 2 centimètres et demi de diamètre sur 22 centimètres de long environ (*fig.* 13). Ces
tubes portent à leur quart inférieur un
étranglement, qui a pour but d'empêcher la pomme de terre de toucher au
fond ; le liquide qui sort de la pomme
de terre pendant la cuisson se rassemble
au fond du tube. Pour se servir de ces
tubes, on coupe des pommes de terre en prismes
quadrangulaires (¹), de 5 centimètres de lon-

_____

(¹) Il est bon, pour faciliter l'ensemencement, de
pratiquer un léger biseau sur une des faces.

gueur sur 1 d'épaisseur, et de la largeur du diamètre du tube. On place un morceau ainsi taillé
dans chaque tube, on bouche avec un fort tampon de ouate et on stérilise pendant 3o minutes
à 120°.

L'emploi de ces tubes ne laisse rien à désirer
comme commodité.

Quand on désire obtenir en grandes quantités
des cultures d'un microbe chromogène, on peut
employer le procédé suivant : On remplit un
ballon jusqu'à moitié de pommes de terre coupées en morceaux réguliers, de la dimension indiquée ci-dessus. On stérilise à 125° pendant
15 minutes. Lorsqu'on a pratiqué l'ensemencement et mis à l'étuve, on agite et on retourne le
ballon de temps en temps, de façon à ensemencer toutes les faces des morceaux de pomme de
terre qui sont dans le ballon. On obtient ainsi
des cultures extrêmement abondantes.

E. **Préparation du sérum.** — Pour préparer
les tubes de sérum, il est nécessaire d'aller soi-
même recueillir le sang à l'abattoir au moment
où il sort de la veine de l'animal, en observant
la propreté la plus rigoureuse.

On recueille le sang dans des boîtes de Koch
(*fig.* 14) ; ce sont des cristallisoirs en verre de
Bohème d'une contenance de 2 litres environ et

recouverts d'un couvercle (¹). Ces boîtes devront
être stérilisées à l'autoclave, de préférence au four

Fig. 14

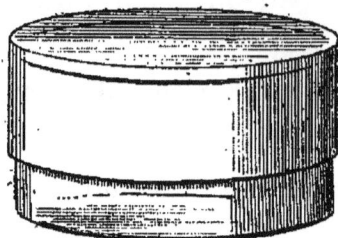

Pasteur. Lorsqu'on les
stérilise par la chaleur
sèche, le sang, au lieu
de se coaguler en for-
mant un caillot au cen-
tre de la boîte, adhère
souvent aux parois du
vase qui sont sèches, et
on recueille alors une quantité de sérum beaucoup moindre; trois boîtes de Koch, remplies
jusqu'aux $\frac{3}{4}$ de leur hauteur, suffisent pour le
sang qui s'écoule de la jugulaire d'un bœuf.

Une fois les cristallisoirs remplis, on les porte
sans trop les remuer dans un endroit frais, une
cave par exemple, à l'abattoir même et on les
abandonne au repos pendant 24 à 36 heures. En
hiver, en les laissant 48 heures, on recueillera
une quantité plus considérable de sérum. Si on
secouait le sang, si on le remportait au laboratoire, on aurait un sérum rouge et impropre à la

---

(¹) Les éprouvettes que l'on conseille parfois d'employer, ne sont pas commodes. Il arrive souvent que
le caillot occupe tout le diamètre de l'éprouvette en
englobant le sérum. On ne peut alors recueillir le sérum.

culture. Au bout d'un jour ou de 48 heures au plus, le caillot s'est rétracté, il occupe le centre du cristallisoir et on n'a plus qu'à répartir le sérum, avec une pipette, dans des tubes stérilisés à l'avance. Il faut éviter de piquer le caillot avec la pipette, pour ne pas teinter le sérum en rouge,

Mis en tube, le sérum du bœuf doit présenter une coloration jaune d'or ou jaune ambré. Celui du cheval est plus citrin.

Une fois que le sérum est en tubes, on le rapporte au laboratoire et on procède à sa stérilisation ; on emploie pour cela la *méthode de Tyndall*. Cette méthode, qu'on appelle aussi méthode de stérilisation par le chauffage discontinu, consiste à placer les tubes dans une étuve réglée à 58°, quatre jours de suite, pendant 3 heures par jour. Dans l'intervalle, on placera les tubes à la température de 20°, pour favoriser la germination des spores qui n'ont pas été tuées par la chaleur de 58°. Quand cette opération aura été répétée pendant plusieurs jours (4 à 8 jours), le sérum sera stérilisé.

Il est encore à l'état liquide dans les tubes ; il faut le coaguler, et le coaguler à une température suffisamment basse pour qu'il ne perde pas sa transparence ; pour cela, on peut employer l'étuve d'Arsonval (*fig.* 15). Les pieds antérieurs

de cette étuve ont une hauteur variable qui permet de donner aux tubes l'inclinaison voulue.
On la règle comme une étuve d'Arsonval ordinaire entre 90 et 100°. On y place les tubes et
dès que l'eau commence à bouillir, on surveille

Fig. 15

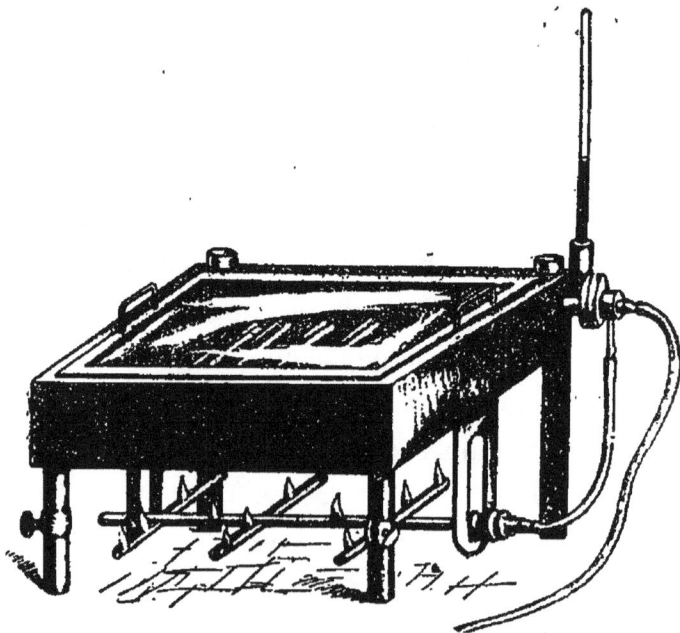

un tube et on le retire quand on voit que le sérum commence à se prendre en gelée. Quand on
ne chauffe qu'à 68°, il faut deux heures et demie
ou trois heures pour solidifier le sérum. En
chauffant à 90°, pour un tube à essai ordinaire
de 16 millimètres de diamètre, vingt minutes
suffisent. Nous devons ajouter qu'il est extrême-

ment difficile, sinon impossible, de stériliser une grande quantité de sérum dans le même récipient, par exemple dans un ballon d'une contenance de 1 ou 2 litres. Une telle masse de sérum est lente à s'échauffer et, pour l'amener à une température de 58° dans l'étuve, il faut un certain nombre d'heures pendant lesquelles l'échauffement, lent et graduel, fait passer le liquide par une série de températures eugénésiques. La pullulation des impuretés est telle que le sérum devient trouble dès la seconde mise à l'étuve.

Une façon commode de recueillir de petites quantités de sérum (sérum de lapin, de chien ou de cobaye) consiste à employer l'artifice suivant. Supposons qu'on veuille recueillir, dans le laboratoire, une cinquantaine de centimètres cubes de sérum de chien ou de lapin. On dénudera une artère, la carotide par exemple, sur 3 centimètres de son parcours : on pince les deux extrémités du segment dénudé avec deux pinces à forci-pressure et on y introduit une canule de verre ou un

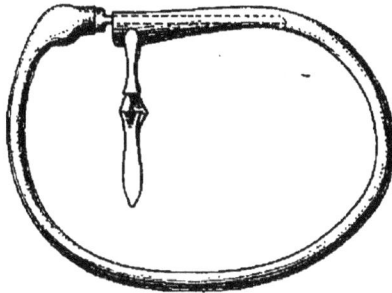

Fig. 16

trocart fin (¹). La façon la plus commode de stériliser un trocart est indiquée par la *fig*. 16.

Un trocart très fin pour le lapin et les petits animaux est d'un maniement plus commode que la canule.

On lie la canule ou le trocart sur l'artère, on enlève la pince la plus rapprochée du cœur et on reçoit le sang dans une fiole stérilisée. Cette fiole doit être maintenue inclinée (*fig*. 17) pen-

Fig. 17   Fig. 18

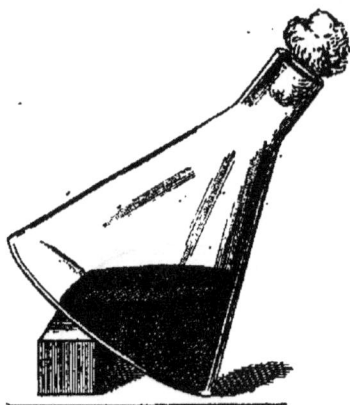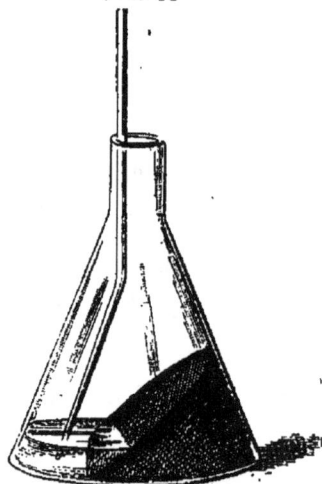

dant la durée de la coagulation de façon à ce que, quand le sang est pris en caillot, il forme

---

(¹) Si l'on veut avoir tout le sang de l'animal, on peut le sacrifier, en lui coupant la gorge dont la peau a été préalablement rasée et désinfectée.

un plan incliné dans la fiole posée sur son fond plat (*fig.* 18). Au bout d'un certain temps le sérum s'accumulera dans la partie déclive et on peut le recueillir facilement et le mettre en tubes sans lacérer le caillot avec la pipette.

Fig. 19   Fig. 20   Fig. 21

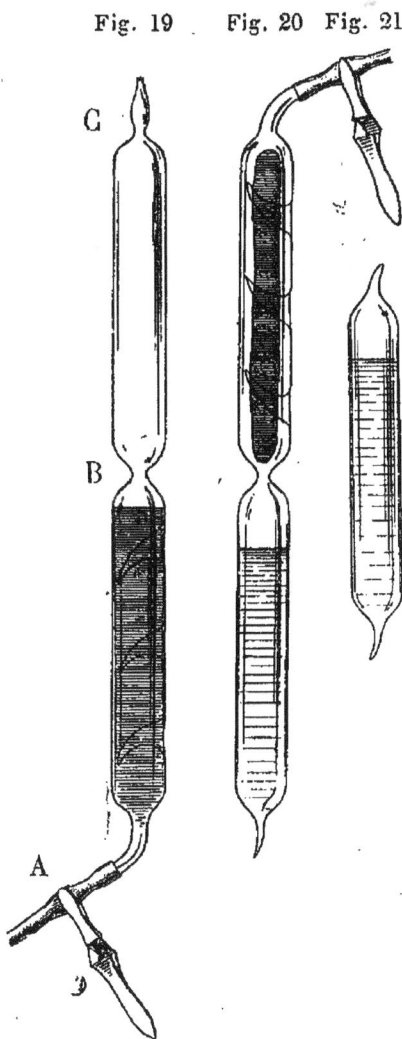

Un procédé encore meilleur que celui qui vient d'être indiqué consiste à employer l'appareil suivant. C'est une sorte de sablier en verre. (*fig.* 19). Les deux tubes ont 3 centimètres de diamètre et 20 centimètres de long, reliés par un court étranglement B. Un de ces tubes porte trois ou cinq encoches, obtenues par aspiration, au niveau de points chauffés au rouge, et faisant saillie à l'intérieur. On adapte la canule en A et on saigne le lapin comme il a été indiqué. Le sang monte de A en B. On le laisse coaguler. On place une pince en A et on retourne le sablier, après avoir fermé à la lampe l'extrémité C (*fig.* 20). Le caillot est retenu par les encoches et le sérum s'écoule lentement de B en C. Il est clair et incolore si l'on a bien opéré. On le répartira de la façon habituelle en le décantant avec précaution après avoir coupé le tube en B. On peut le conserver en effilant le tube en B (*fig.* 21).

Pour les grands animaux, on se servira, avec avantage (Nocard), d'un bocal ordinaire fermé par

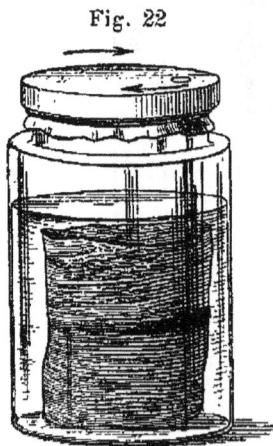

Fig. 22

un couvercle en fer blanc percé d'un trou (*fig.* 22). On recouvre l'orifice du bocal d'un morceau de papier filtré, formant couvercle, et on coiffe le tout avec le couvercle de fer blanc. On stérilise ensuite à l'autoclave ou au four.

Lorsque le trocart est introduit dans la veine jugulaire du cheval, pour introduire avec pureté le sang dans le bocal, on fait exécuter un quart

Fig- 23

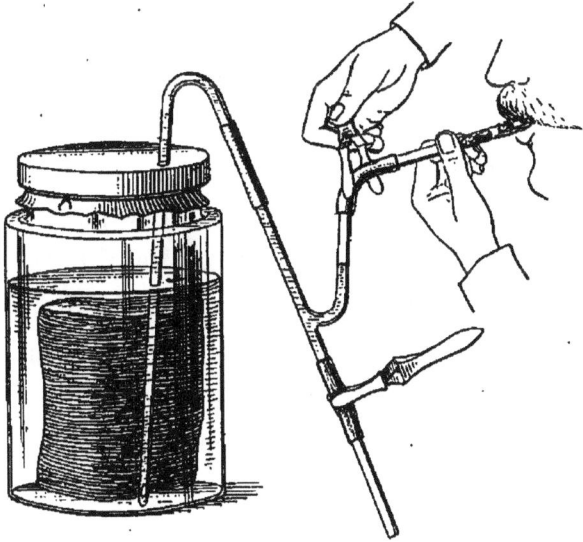

de tour au couvercle autour de son centre. On
découvre ainsi
une portion du
papier qui était,
jusque-là, re-
couverte par le
couvercle et par
conséquent à
l'abri des ger-
mes de l'air. On
perce le papier
avec l'ajutage
en verre dont
est muni l'ex-
trémité du tube

Fig. 24

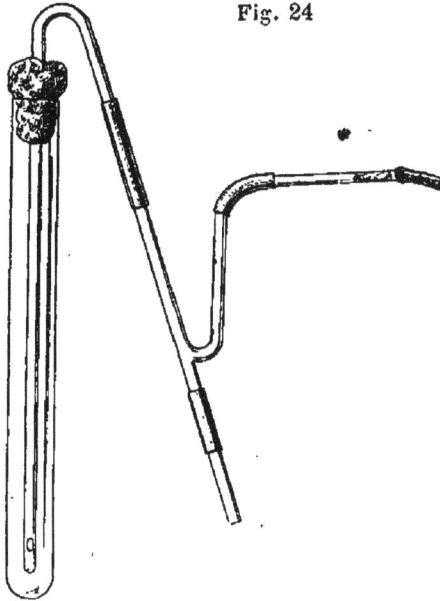

de caoutchouc, et on laisse le bocal se remplir de sang.

Le caillot une fois formé, on recueillera avec pureté le sérum le long des parois du bocal, à l'aide d'un siphon, ainsi que cela est indiqué sur la *fig.* 23. La façon la plus commode pour stériliser un siphon est indiquée sur la *fig.* 24. On répartit ensuite le sérum avec pureté dans les tubes à essais. Si on veut le conserver, on emploiera des ampoules en verre (*fig.* 25) de 3 à 4 centimètres de diamètre, scellées à la lampe

Fig 25

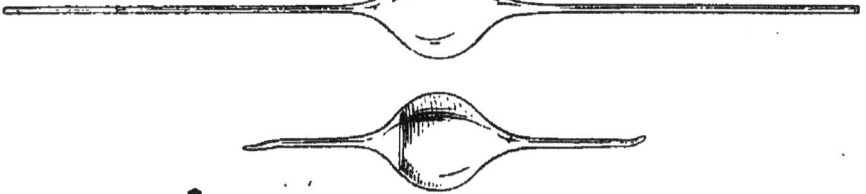

après avoir été remplies et stérilisées ensuite par la méthode de Tyndall, à la manière ordinaire.

Le lait, le liquide d'ascite, etc., devront être stérilisés de la même façon que le sérum, c'est-à-dire par la méthode de Tyndall, après qu'ils auront été mis en tubes. Il faut employer du lait pur (lait cacheté et plombé) autant que possible.

MILIEUX DE CULTURE SPÉCIAUX A CERTAINS MICROORGANISMES

A. *Différenciation du bacille d'Eberth et du Bacterium coli. Procédé de Wurtz.* — Ce procédé est une variante du procédé de Chantemesse et Widal qui employaient le bouillon lactosé. On se sert de tubes de gélose ou de gélatine ordinaire, additionnées de 2 % de sucre de lait. On fait fondre ces tubes, on y ajoute assez de teinture de tournesol, bien neutre, pour les colorer en violet améthyste et on les stérilise à 100° (pas davantage). On sème, d'une part, le bacille d'Eberth, d'autre part, le Bacterium coli, et, au bout d'un temps variable, on constate que le tube où l'on a semé le bacille d'Eberth est resté bleu dans toute la partie qui correspond à la strie d'ensemencement. Le tube ensemencé avec le Bacterium coli est rouge vif et porte dans sa profondeur de nombreuses bulles de gaz qui parfois décollent la gélose des parois du verre.

En ensemençant en stries, sur des plaques de gélose-lactose-tournesol, on obtient des résultats encore plus nets.

On a donné différentes variantes de ce procédé. Une des meilleures est celle de M. Ramon.

Procédé de M. Ramon. — On prend un tube

de gélose ou de gélatine, de 5 à 6 centimètres cubes, lactosée à 4 %. La gélose est liquéfiée et colorée avec quelques grains de rubine acide jusqu'à teinte rouge cerise. On porte le tube à 70-80° et on ajoute deux gouttes de solution aqueuse saturée de carbonate de soude. A cette température, la gélose se décolore presque instantanément. Sous l'influence de l'alcalinisation il se précipite des sels terreux, ce qui nécessite une filtration sur papier. On recueille ainsi une gélose absolument décolorée et transparente. On la stérilise à 105° pendant cinq minutes et on a un milieu tout préparé. Si maintenant on ensemence du Bactérium coli sur cette gélose décolorée, en quelques heures la gélose vire au rouge intense. Le bacille d'Eberth n'amène aucun changement.

On opérera avec avantage, comme il vient d'être indiqué, sur 250 centimètres cubes de gélose. On ajoutera assez de rubine pour arriver à la teinte rouge cerise.

Bouillon de culture pour la diphtérie. — Pour obtenir une toxine active, on a indiqué différents procédés, dont voici les principaux :

Spronck conseille de se servir de viande ayant subi un commencement de putréfaction. On fait ce macéré à la façon ordinaire. Notons qu'il ne faut pas, pour la diphtérie, employer la viande du cheval, qui contient de faibles quantités de glucose (Smirnoff).

Nicolle obtient, par contre, une toxine toujours active en employant la viande d'un bœuf tué le matin même. Il ajoute 20 pour 1000 de peptone et 5 pour 1000 de sel marin.

Quel que soit le procédé que l'on emploie, il est très important, dans la préparation du bouillon destiné à cultiver le bacille diphtérique, de ne pas dépasser à aucun moment la température de 100°. On obtiendra une toxine d'autant plus active que la température maxima atteinte dans la cuisson de la viande sera plus basse. En faisant chauffer le macéré pendant une heure, entre 80 et 90°, ajoutant ensuite seulement la peptone, et filtrant sur bougie le produit, les résultats seront les meilleurs.

Une alcalinisation exacte est également très importante. On neutralisera au tournesol, avec précision, et on ajoutera 7 centimètres de solution normale de soude, par litre.

L'aération des cultures dans le bouillon de diphtérie donnera la culture la plus abondante, formant un voile épais, et fournissant une toxine active. Les ballons de Fernbach, avec deux tubulures latérales permettant de faire passer dans le ballon, par aspiration, un courant d'air continu, pourront être employés avec avantage.

Milieux de culture pour le bacille de la tuberculose. — On emploie le bouillon ou la gélose préparés à la manière ordinaire et auxquels on ajoute 6 °/$_0$ de glycérine, avant la dernière stérilisation à l'autoclave. Pour obtenir directement, à l'aide de pulpe de rate de cobayes tuberculeux, une culture pure de bacilles de Koch, on emploiera avec avantage la pomme de terre glycérinée. Dans un tube à pommes de terre ordinaire (tube de Roux), on introduit de l'eau glycérinée à 8 °/$_0$ de façon à ce que la partie inférieure de la pomme de terre baigne constamment dans le liquide. On stérilise comme d'habitude. Après avoir ensemencé, il est indispensable de recouvrir le tube d'une coiffe de caoutchouc de façon à empêcher l'évaporation. Il faut semer abondamment la pulpe de rate tuberculeuse, en l'étalant avec soin. Dans ces conditions, on devra environ obtenir une culture pure de bacilles tuberculeux sur trois tubes ensemencés.

Eau de Malt. — L'eau de malt constitue un excellent milieu de culture pour les levures. On la prépare de la façon suivante :

On broie 100 grammes de malt (orge germée) que l'on délaie dans 1 000 grammes d'eau. On chauffe pendant une heure à 55-58°, sans dé-

passer 58°. On porte alors à l'ébullition, on filtre,
et on stérilise à 115° pendant un quart d'heure.

Milieu de culture pour les parasites des teignes
(Sabouraud).

Maltose	$3^{gr},80$
Peptone	o, 5o à o,8o
Eau	100
Gélose.	1, 4o pour solidifier

On opérera comme pour la gélose ordinaire.

Ensemencement et réensemencement.
— Tous les milieux de culture, sauf la pomme
de terre, préparés comme il a été dit ci-dessus,
devront être absolument transparents. Le bouillon
ne doit point contenir de dépôt. Seule, la gélose
présente, quelque bien faite qu'elle ait été, une
opalescence qui permet de différencier, à première vue, un tube de gélose d'un tube de gélatine. Dans les tubes de gélose et de sérum, la surface libre du milieu de culture doit toujours être
inclinée. Dans les tubes de gélatine, cette surface peut, à volonté, être normale à l'axe du tube
(on y sème par piqûre) ou inclinée et alors
on y sème en stries, comme sur la gélose et le
sérum.

Pour ensemencer les tubes, on se sert de fils
de platine de 7 à 8 centimètres de long, emman-

chés par fusion ([1]) dans des baguettes de verre
(*fig.* 26). Le fil de platine doit être assez rigide
pour ne pas se plier lorsqu'on ensemence par piqûre ; il ne doit pas être trop gros, car il serait

Fig. 26 Fig. 27 trop lent à refroidir. Il est commode

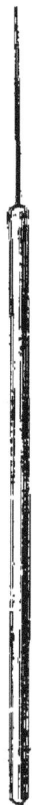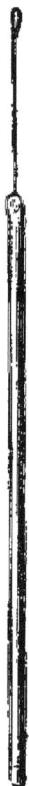

de faire à l'extrémité libre une très
petite anse (*fig.* 27) avec le fil, pour
prélever plus sûrement la culture ou
la matière à ensemencer. Avant de se
servir, et immédiatement après s'être
servi du fil, il faut le passer dans la
flamme du bec de Bunsen et le faire
rougir entièrement. Il faut aussi flamber toute la partie de la baguette qui
sera engagée dans le tube de culture.

Le fil de platine étant ainsi bien
stérilisé, on prélève, avec son extrémité recourbée en anse, une trace
de la matière à ensemencer. Pour
la semer, pour la déposer dans le
tube, il faut s'y prendre de la manière suivante : après avoir chargé
l'aiguille de platine que l'on tient de
la main droite entre le pouce et l'in-

([1]) On prend une baguette de verre plein, on fait
fondre son extrémité à la lampe d'émailleur et on enfonce dans le verre rougi et ramolli l'une des extrémités du fil de platine.

dex, on saisit le tube à ensemencer de la main gauche en le tenant aussi horizontalement que possible (afin que les germes de l'air n'y tombent pas quand il sera débou-

Fig. 28

ché). Avec la main droite qui tient déjà l'aiguille de platine, entre le petit doigt et l'éminence hypothénar, on saisit la ouate qui dépasse le tube. On débouche en imprimant lentement au tube, avec la main gauche, un mouvement de vis, puis, sans lâcher le bouchon, on sème comme il est indiqué plus haut, soit par piqûre, dans les tubes de gélatine droits, soit en faisant des stries, dans

les tubes inclinés. Enfin, on rebouche en vissant doucement le bouchon dans le tube que l'on a remué le moins possible (¹). Immédiatement

---

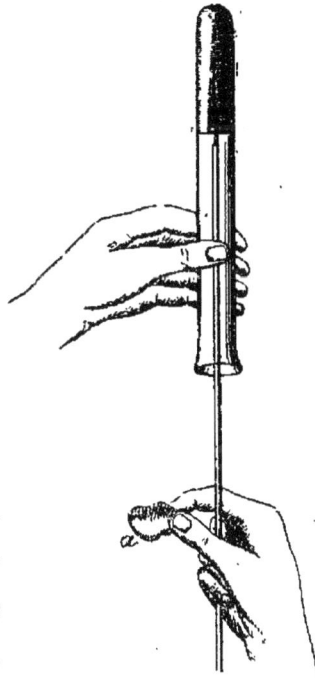

(¹) Pour plus de sûreté, on peut passer rapidement dans la flamme du bec de gaz le tampon de ouate, avant de le replacer dans l'orifice du tube, puis on flambera la partie supérieure du tube lui-même. Enfin, on recouvrira la ouate avec une petite coiffe de caoutchouc stérilisée par immersion prolongée dans le sublimé.

après, on doit faire rougir le fil de la platine. On peut ensemencer, si l'on veut, les tubes de gélatine, ainsi que l'indique la *fig.* 28, en renversant le tube.

Toutes ces petites manœuvres doivent se faire machinalement et, pour ainsi dire, d'une façon réflexe. On y arrive vite avec un peu d'habitude.

Écouvillons. — Pour recueillir et ensemencer certains produits, tels que les fausses membranes pharyngées, ou pour prélever des microorganismes à l'intérieur d'une cavité, les fosses nasales, par exemple, de petits écouvillons en ouate sont indispensables. On les fera de la façon suivante : Sur de minces baguettes de bois de 15 centimètres de long, on entortille de la ouate (hydrophile) à une des extrémités, de façon que cette ouate forme un petit tampon. On met, dans un gros tube à essai, une douzaine de ces écouvillons et on stérilise le tout au four Pasteur. Au lit du malade, on les utilise un à un en ayant soin de mettre chaque tampon, chargé du produit que l'on veut analyser, dans un petit tube à essai stérile.

CHAPITRE III

—

CULTURES SUR PLAQUES

Pour isoler les espèces microbiennes les unes des autres, on emploie la méthode de culture sur plaques de Koch. Elle peut se pratiquer de deux manières :

1° Culture sur plaques de gélatine.

2° Culture sur plaques de gélose.

1. Culture sur plaques de gélatine. — Elle ne peut s'employer que pour séparer les espèces qui se développent à une température inférieure à 24° ; les bacilles de la morve et de la diphtérie, par exemple, ne sauraient être isolées par cette méthode.

On commence par faire liquéfier les tubes de gélatine à une douce chaleur, en les mettant à l'étuve à 37° ou en les tenant dans la main jusqu'à ce que la gélatine soit fondue. Si on les

liquéfie sur la flamme du bec de Bunsen, ce
qui est plus rapide, il faudra bien prendre garde
de ne pas les ensemencer avant que la gélatine
n'ait repris une température voisine de 37°, car en
ensemençant dans la gélatine trop chaude, on ris-
querait de tuer une partie des microbes que l'on
veut isoler. Il ne faut pas non plus commencer
par ensemencer le tube de gélatine solide, puis

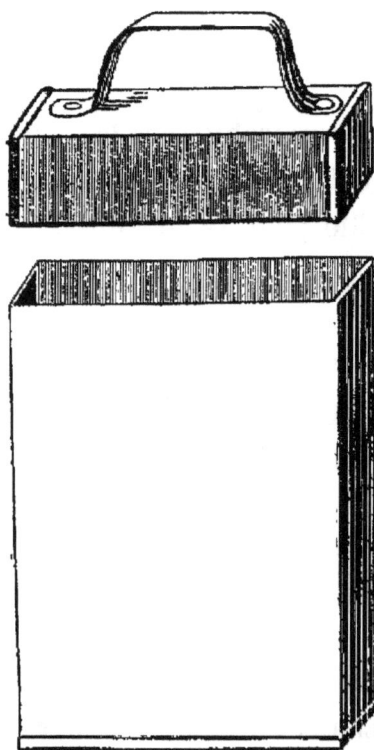

Fig. 29

le liquéfier ensuite.

On ensemence donc
dans la gélatine déjà
liquide, on agite dou-
cement pour bien ré-
partir les germes,
puis on répand cette
gélatine sur une *pla-
que de verre* stéri-
lisée.

Plaques de Koch.
— Autrefois, l'on
employait (on peut
encore employer si
l'on veut) les pla-
ques de Koch, qui
étaient de simples
lames de verre à vitre
rectangulaires, de 10 centimètres sur 14.

Il faut les stériliser, au préalable, dans une boîte en fer (*fig.* 29) que l'on met dans le four Pasteur. Pour confectionner des plaques de gélatine par cette méthode, il faut, en outre :

1° Un trépied muni de vis calantes et un niveau d'eau (*fig.* 3o).

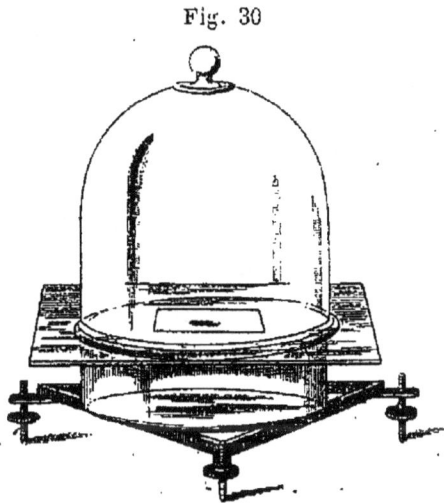

Fig. 30

2° Un cristallisoir à bords rodés recouvert d'une lame de verre épaisse sur laquelle est placée une cloche de verre.

On remplit le cristallisoir reposant sur le trépied, d'eau froide (glacée en été), jusqu'à ce qu'elle affleure aux bords ; on recouvre le cristallisoir avec le plan de verre qui doit, par sa face inférieure, être en contact avec l'eau froide ; puis, on rend ce plan horizontal, à l'aide des vis calantes et du niveau à bulle d'air.

Les plaques de verre ayant été stérilisées, au four Pasteur, dans la boîte de fer, on place cette boîte à plat sur le bord de la table, on retire son

couvercle et, avec une pince flambée, on en sort
une plaque que l'on pose sur le plan de verre et
qu'on recouvre immédiatement avec la cloche.
On débouche ensuite le tube liquéfié et ensemencé comme il a été dit précédemment, on
flambe avec soin son orifice sur la flamme du
gaz, on découvre la plaque en enlevant la
cloche, et on répand doucement la gélatine sur
cette plaque. On aura soin de toujours tenir
de la main gauche la cloche au-dessus de la
plaque, le plus près qu'il soit possible de faire,
sans se gêner, afin d'empêcher les germes de
l'air de tomber sur la gélatine et de la contaminer.

Avec le bord du tube qu'on a flambé, on étale
et on répartit la gélatine, de façon à ce qu'elle

Fig. 31

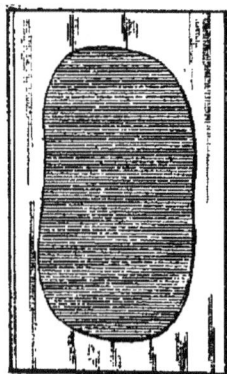

forme un carré inscrit dans
celui que forme la plaque. Il
faut avoir soin que la gélatine
n'arrive pas à plus de 2 ou 3
centimètres du bord de la plaque (*fig.* 31). Une fois que la
gélatine a fait prise, on retire
la plaque que l'on prend par
la tranche avec la main droite
et on la place dans l'étuve à
20°, en ayant soin, pendant le transport, de la

couvrir toujours avec la cloche que l'on tient au-dessus d'elle, de la main gauche.

Au lieu d'un cristallisoir recouvert d'un plan de verre et rempli d'eau glacée, on peut se servir de l'appareil de M. Roux. C'est un tambour de verre hermétiquement fermé et dans lequel on peut faire passer, par deux ajutages latéraux en cuivre, un courant d'eau froide.

Ces plaques devront être placées dans une étuve réglée à 20 ou 22°. On les range sur de petites étagères en verre que l'on recouvre d'une cloche. Ces étagères se font de la façon la plus pratique, de la manière suivante : on fait couper des lames de verre un peu épaisses, formant un carré de 20 centimètres de côté ; on les étage les unes sur les autres en les séparant par des réglettes carrées en verre très épaisses de 1 centimètre de côté au moins et de 20 centimètres de long, ou, plus simplement, par des réglettes d'écolier (carrelets). Sur la dernière lame, on place un petit récipient plein d'eau qui empêchera l'évaporation de la gélatine et fournira l'humidité nécessaire au développement des colonies. Le tout doit être recouvert d'une cloche reposant sur un plan de verre.

Plaques de Petri. — Le procédé que nous recommandons pour pratiquer commodément la

culture sur plaques est celui dans lequel on emploie les plaques de Pétri.

Ce sont de petits cristallisoirs en verre de
Bohême, à bords très peu élevés, de 1 centimètre 1/2 de haut, ayant 10 centimètres de dia-

Fi g. 32

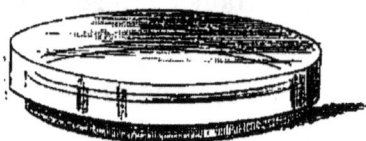

mètre et recouverts
par des couvercles de
verre dont les bords,
de 1 centimètre de
haut, embrasssent
ceux du cristallisoir (*fig.* 32).

Pour faire des plaques de gélatine avec ces
boîtes de Petri, on doit opérer de la façon suivante : on les stérilise préalablement au four
Pasteur et on y verse simplement le contenu des
tubes de gélatine liquéfiés et ensemencés, en tenant le couvercle de la plaque au-dessus, pendant qu'on y répand la gélatine ; on replace le
couvercle et on agite doucement, de façon que la
gélatine s'étale également sur tout le fond de la
plaque ; on la met ensuite à l'étuve à 22°. Le
seul inconvénient que l'on puisse reprocher à
ces boîtes de Petri est que la gélatine s'y dessèche avec assez de rapidité. Mais on peut y
remédier d'abord en confectionnant la plaque
avec une quantité suffisante de gélatine, puis en
saturant de vapeur d'eau toute l'atmosphère de

l'étuve : il suffit, pour cela, d'y placer un cristallisoir avec de l'eau. Ces plaques ne nécessitent pour leur confection ni réfrigérant, ni trépied, ni support à vis calantes. Dans l'étuve où
on les place, il n'est point besoin d'étagères ni
de cloches ; on les emploie simplement les unes
sur les autres.

Procédé d'Esmarch. — Au lieu d'étaler la
gélatine sur des plaques après l'avoir ensemencée, Esmarch a imaginé de la rouler et de l'étaler à l'intérieur de tubes ayant un assez   Fig. 33
fort calibre ; pendant qu'on roule la gélatine à l'intérieur du tube, on refroidit
celui-ci sous un courant d'eau froide.

Pour faire des séparations par le procédé d'Esmarch, nous recommanderons
le tube suivant (*fig.* 33) : C'est un tube
de 18 centimètres de longueur ayant un
orifice de 15 millimètres et se renflant
cylindriquement à 4 centimètres de cet
orifice, de façon à avoir 4 centimètres de
diamètre. On y met 6 centimètres cubes
environ de gélatine et on stérilise le tout à l'autoclave. Pour faire une culture sur plaques à l'aide
de ce tube, on liquéfie la gélatine à une température aussi basse que possible, en tenant le culot
dans la main ou en la plaçant à l'étuve à 37°. On

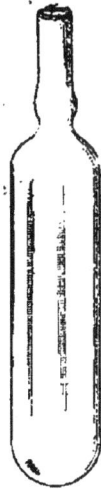

sème le mélange de microorganismes que l'on
désire séparer, et, immédiatement, on porte le
tube, recouvert d'une coiffe de caoutchouc, sous
un robinet d'eau froide, en le tenant bien horizontal. On devra tourner constamment le tube
sur lui-même, et avec assez de rapidité, de façon
à étaler la gélatine d'une façon bien régulière à
l'intérieur du tube. Lorsque la gélatine est prise,
si le tube a été bien fait, on ne devra pas voir
qu'il y a de la gélatine le long des parois ; le
verre sera seulement d'une couleur un peu plus
jaune.

Ce tube d'Esmarch est beaucoup plus commode que les tubes ordinaires de diamètre uniforme. En effet, avec un de ces tubes, quelque
horizontal qu'on le tienne pendant qu'on le
tourne sous le courant d'eau, cette eau vient
mouiller la coiffe de caoutchouc et pénètre jusqu'au bouchon d'ouate ; celui-ci est forcément
mis en contact avec la gélatine à l'intérieur du
tube ; cette gélatine colle le bouchon aux parois
et rend le maniement du tube incommode. Tous
ces inconvénients n'existent pas avec le modèle
que j'ai indiqué. L'eau ne va jamais jusqu'à
l'orifice du tube ; elle tombe au niveau du renflement ; la gélatine ne touche pas le bouchon ;
enfin, on peut recouvrir ces tubes avec les coiffes

en caoutchouc qui servent pour les tubes ordinaires.

Toutes les plaques faites, soit par la méthode
d'Esmarch, soit dans les boîtes de Petri, soit
avec les plaques de Koch doivent être mises,
nous le répétons, à l'étuve à 22°, et jamais dans
l'étuve à 37°. A cette température, la gélatine
fondrait et il n'y aurait plus de séparation possible des colonies. Au bout de deux à trois jours
environ, les colonies des différentes espèces de
microbes ensemencés se sont généralement développées. Il faut alors les caractériser, recueillir
celles qu'on veut étudier, afin de procéder à
leur examen microscopique et à leur réensemencement dans les différents milieux de culture.

Examen des plaques.

On commence par placer la plaque ou la boîte
de Petri que l'on veut examiner sur la platine
du microscope et on l'examine d'abord avec un
objectif très faible (o de Verick). Quand on a reconnu, à son aspect, la colonie du microorganisme que l'on veut étudier, on la recueille sous
le microscope de la façon suivante : On prend
un fil de platine un peu rigide ; on appuie le pe-

tit doigt de la main droite sur le bord postérieur
de la platine, à droite du tube du microscope,
pour donner de la sûreté à la main ; on place la
pointe terminale du fil de platine à peu près
dans l'axe optique de l'objectif, c'est-à-dire au
centre du trou de la platine, à une petite distance de la surface de la gélatine. En regardant
alors par l'oculaire, on devra voir la pointe du
fil et, un peu plus bas, la colonie que l'on va
recueillir ; on abaisse alors doucement la pointe
de façon à arriver directement sur la colonie et
on fait, toujours en ayant l'œil *sur l'oculaire*,
de petits mouvements de va-et-vient avec cette
pointe, de façon à passer et repasser sur la colonie.

On s'habitue facilement à cette petite opération, qui est assez délicate et que l'on manque
souvent, au début. L'objectif n° o à foyer long
est indispensable pour cela. Le n° 1 de Verick
peut encore être employé. Avec l'objectif n° 2 du
même constructeur, la lentille frontale est trop
près de la gélatine pour qu'on puisse passer le
fil de platine entre la lentille et la plaque.

Si les colonies sont assez grosses et assez sé-
parées les unes des autres pour qu'on les voie et
qu'on les reconnaisse bien nettement à l'œil nu,
on les recueillera directement sans l'aide du mi-

croscope, avec le fil de platine ; puis, on les examinera et on les ensemencera comme il a été dit plus haut.

Quant aux colonies qui se sont développées à l'intérieur des tubes d'Esmarch on les prélèvera directement dans l'intérieur du tube, avec l'anse de platine, en ayant soin de toujours tenir le tube incliné.

2. Culture sur plaques de gélose. — Elle se fait d'une façon un peu différente de la culture sur plaques de gélatine. Les tubes de gélose, préparés ainsi que nous l'avons indiqué, ne fondent qu'à une température très élevée, entre 80 et 100° ; ils se conservent liquides, en se refroidissant, jusqu'à 40° environ. On peut alors ensemencer ces tubes refroidis à 40°, comme on le fait pour la gélatine. Mais on procède généralement comme il suit : sur une plaque de verre ou dans une boîte de Petri stérilisée, on verse le contenu d'un tube de gélose stérile que l'on a complètement liquéfiée, au préalable, sur la flamme du gaz, ou au bain marie ; on laisse la gélose faire prise, dans la plaque, par refroidissement à l'abri de l'air ; on fait alors, avec l'anse de platine chargée des microbes que l'on désire séparer, 6 ou 7 stries à la surface du milieu nutritif. Ces stries, que l'on peut disposer de façon à ce qu'elles forment un quadrillage, devront être faites légèrement, en promenant simplement l'aiguille, sans la recharger, à la surface de la gélose. L'anse de platine se dépouille des germes au fur et à mesure qu'on l'essuie, pour ainsi dire, sur la gélose, et les colonies de microbes seront suffisamment espacées pour être isolées ensuite les unes des autres, et pour pouvoir être, par conséquent, prélevées avec pureté.

Il va sans dire que cette méthode de séparation des microorganismes, à l'aide de la gélose, peut être faite non plus à l'aide de plaques, mais avec les tubes inclinés de gélose eux-mêmes ; il en est de même pour les tubes de sérum.

Pour isoler les colonies de diphtérie dans les fausses membranes, par exemple, c'est la méthode de choix à employer. On prend cinq ou six tubes de sérum, et, après avoir prélevé, avec l'aiguille de platine, sur la gorge enduite de fausses membranes, une trace de cet enduit, on fait, sans recharger l'aiguille, une strie successivement dans les six tubes et on les met à l'étuve à 37°. En moins de vingt heures, les colonies de diphtérie se seront développées, et, dans le troisième tube ensemencé, elles seront déjà assez espacées pour pouvoir être isolées.

Une modification commode de ce procédé a

été indiquée par M. Veillon. On prend quatre
tubes de gélose ordinaire, et l'on charge, avec
une trace du produit que l'on veut examiner,
l'aiguille de platine. Puis, *sans recharger l'aiguille*, on plonge successivement dans *l'eau de
condensation* qui est au fond des quatre tubes

Fig. 34

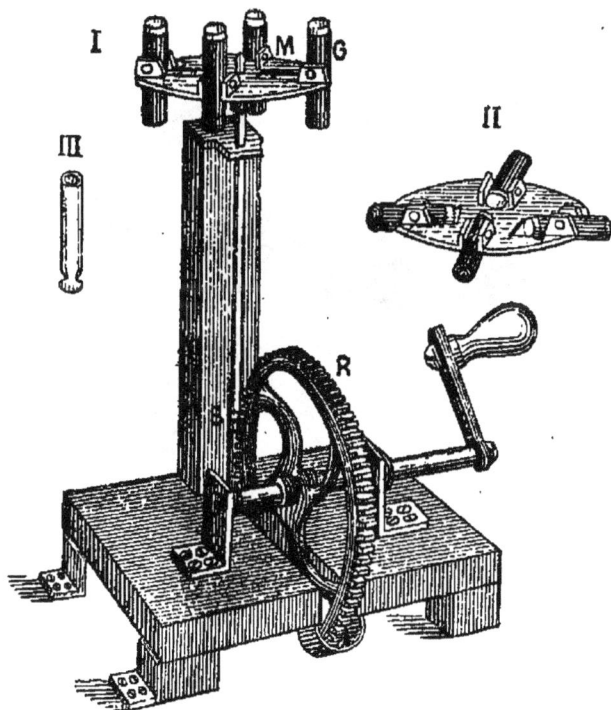

de gélose, sans toucher à la surface inclinée.
Puis on répand cette eau ainsi ensemencée sur
la surface de la gélose et on met à l'étuve à
37°. Au bout de vingt-quatre heures déjà, les

quatre tubes montrent des colonies, innom-
brables en général, sur le premier tube ensemencé, de moins en moins nombreuses sur des

Fig. 35

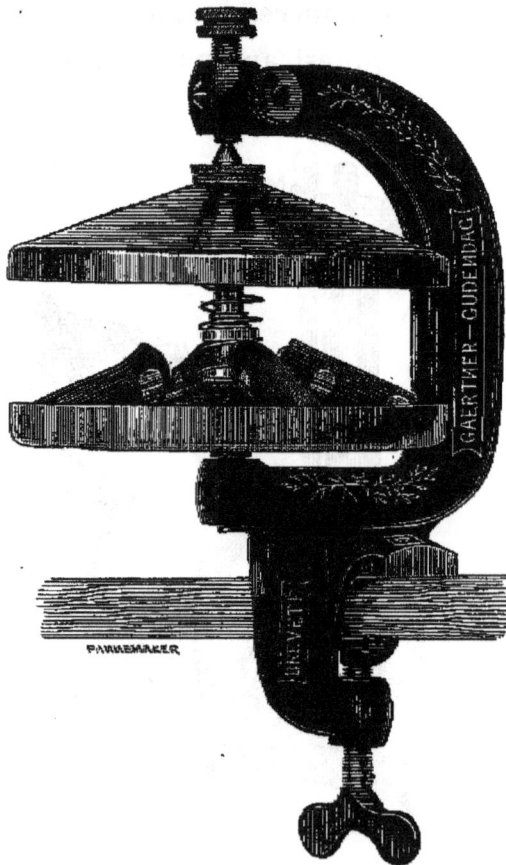

tubes suivants où elles sont assez écartées les
unes les autres pour pouvoir être prélevées séparément et examinées.

Séparation des microorganismes d'avec le milieu qui les contient, par centrifugation. — La centrifugation permet de séparer, d'une façon assez exacte, les microorganismes des milieux de culture où ils sont contenus.

Nous nous bornerons à indiquer deux appareils marchant à la main et mûs, l'un (*fig.* 34), par une manivelle, l'autre (*fig.* 35), à l'aide d'une ficelle. Ils centrifugent bien; mais il existe également des modèles de centrifugeurs mûs par la pression de l'eau. Ils donnent d'excellents résultats, à condition d'avoir une pression suffisante.

CHAPITRE IV

—

CULTURE
DES MICROORGANISMES ANAÉROBIES

Les procédés que nous venons d'indiquer donnent des cultures faites en présence de l'air : certains microorganismes ne peuvent se développer qu'à l'abri de l'oxygène de l'air.

Cette notion est de date récente. Il y a trente ans à peine, l'oxygène passait pour être une condition indispensable de vie et de multiplication, aussi bien pour les infiniment petits que pour les végétaux à chlorophylle ; mais ce principe, universellement admis, était erroné.

En 1861, M. Pasteur, en étudiant le vibrion de la fermentation butyrique et celui du lactate de chaux, démontra l'existence d'*organismes inférieurs* pouvant vivre et se multiplier sans oxygène libre. Après avoir été contestée et mise en doute, cette notion, absolument nouvelle, et

qui constitue une des découvertes biologiques
les plus importantes du siècle, ne souffre plus
aucune discussion. Nombre d'espèces microbiennes en effet, ne peuvent se développer en
présence de l'air ; d'autres, en nombre plus considérable, peuvent facultativement vivre de la
vie aérobie ou de la vie anaérobie. On les a ap-
pelés anaérobies facultatifs.

Les procédés employés pour la culture et
l'étude des anaérobies reposent sur l'emploi de
milieux de culture privés, d'une manière aussi
parfaite que possible, d'oxygène.

On arrive à ce but de diverses façons :

1° par l'ébullition ;
2° par l'emploi du vide ;   } Ces moyens
3° par la substitution d'un gaz   peuvent être
    inerte à l'oxygène de l'air.   combinés.

Une fois que le milieu de culture est privé
d'oxygène dans sa masse, on peut mettre cette
culture à l'abri de l'air soit en scellant, dans le
vide ou dans un courant de gaz, le tube qui la
contient, soit en absorbant l'oxygène par une
substance avide d'oxygène, l'acide pyrogallique
par exemple (Hans Buchner), soit encore en re-
couvrant d'une couche d'huile ou de pétrole, le
niveau libre du milieu de culture.

Toutes ces méthodes ont été mises à profit avec des dispositifs variés, la plupart combinent l'emploi d'un gaz inerte et du vide. Pour cela, deux tubulures sont nécessaires, l'une pour l'entrée du gaz, l'autre pour l'aspiration par la trompe à mercure ou la trompe à eau. Les différences dans tous les procédés employés tiennent soit à la disposition différente des tubulures soudées latéralement aux tubes, soit dans l'emploi de bouchons de caoutchouc à 2 trous. Nous n'avons pas l'intention de décrire tous ces appareils ; nous indiquerons simplement la façon la plus pratique de faire des cultures dans le vide.

La séparation des microbes anaérobies étant une opération délicate, nous décrirons, en dernier lieu seulement, les procédés que l'on peut employer à cet effet. Nous supposerons donc que le commençant tient à sa disposition une culture pure d'un microbe anaérobie (¹).

1. Culture en tubes. — La culture en cou-

(¹) Un procédé très facile et qui permet d'avoir souvent, comme objet d'étude, une culture pure d'un anaérobie vrai, consiste à immerger dans un tube à essai rempli aux $\frac{3}{4}$ de gélose bouillante un ou deux haricots ordinaires. En mettant ce tube à l'étuve à 37°, le lendemain, on aura une culture abondante de *bacillus butyricus*.

ches profondes est le procédé le plus simple ;
il est dû à Liborius et ne nécessite aucun appareil, ni trompe, ni générateur de gaz. Pour
cultiver les anaérobies par cette méthode, on
emploie les milieux ordinaires, en particulier la
gélose peptonisée et additionnée de 1 pour 1000
de sulfo-indigotate de soude et de 2 pour 100 de
glucose.

On remplit les tubes à essai de la gélose ainsi
préparée, jusqu'à 5 centimètres de l'orifice du
tube, de manière que la colonne bleu foncé de
gélose ait 10 centimètres de haut([1]). On devra ensemencer avec une aiguille de platine très longue
et sans anse, de façon à porter la culture le plus
loin possible du contact de l'air. Avant de rebou-
cher le tube, on y versera, pour plus de sûreté,
avec une pipette, une couche de 1 centimètre de
haut de pétrole ou d'huile stérilisés. On rebouche
le tube et on le met à l'étuve à 37°. Souvent,
au bout de 12 heures déjà, il se produit des gaz
abondants qui peuvent parfois projeter le bou-

([1]) On peut encore utiliser la formule suivante :

Gélose ordinaire 1,000
Formiate de soude. 0,5

La teinture de tournesol à dose de [10 gouttes par
tube (jusqu'à la coloration violette) donne aussi de bons
résultats.

chon hors du tube. En tous cas, on observe une
décoloration du tube : la glucose et le sulfo-indigotate, s'oxydant facilement sous l'influence
du développement des microbes, s'emparent de
l'oxygène dissous ou contenu dans le tube : ce
tube, qui était bleu noir avant l'ensemencement,
devient jaune foncé ; l'indigo bleu passe à l'état
d'indigo blanc ([1]).

Pour avoir une culture à l'abri de l'air, on
peut encore employer l'artifice suivant qui est
assez commode. On prend un
tube de gélose sucrée à 2 %
ou de gélose ordinaire et on le
fixe verticalement à l'aide d'un
support et d'une pince. On
remplace le tampon de ouate
par un bouchon de caoutchouc
(*fig.* 36) muni de deux tubes
de verre A et B. Le tube A,
qui doit à son extrémité inférieure effleurer la gélatine, est
embranché sur un tuyau de
caoutchouc relié à un bec
de gaz d'éclairage. On fait passer le courant

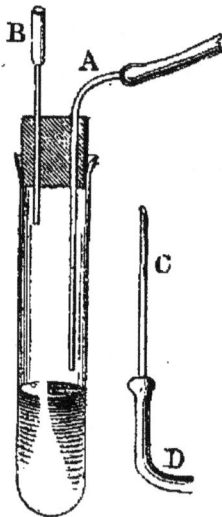

Fig. 36

([1]) Les tubes préparés depuis longtemps se décolorent
de même, la réduction se fait lentement à la température ordinaire.

de gaz 5 minutes et, au même moment, on fait
bouillir la gélose à l'aide d'un bec de Bunsen.
Pendant tout le temps que le gaz d'éclairage
passe dans le tube, il ne peut s'en dissoudre
dans la gélose qui est en ébullition. Au bout de
4 à 5 minutes, on ferme le robinet et on verse
immédiatement, par le petit entonnoir B qu'il
est facile de faire soi-même (en effilant un tube
à essai), 1 ou 2 centimètres cubes de pétrole stérilisé. On enlève ensuite le bouchon de caoutchouc et on le remplace par le bouchon de ouate
ordinaire. Pour ensemencer, on incline le tube
de façon à mettre à nu la moitié de la surface de
gélose et on fait la piqûre au moyen d'un fil de

platine monté sur la pa-
roi d'un tube en verre,
en rapport lui-même par
un tuyau D avec une
conduite de gaz qui reste
ouverte pendant tout le
temps de l'opération.

Fig. 37

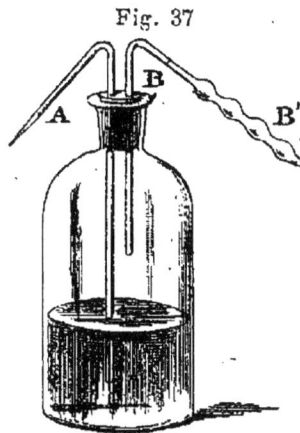

Les milieux ainsi pri-
vés d'air donnent de bons
résultats pour la culture
des anaérobies.

Si l'on veut cultiver dans de grandes quantités
de bouillon un microbe anaérobie, le tétanos

par exemple, afin d'étudier ses toxines, on emploiera l'appareil représenté par la *fig.* 37. C'est
un flacon d'un litre, à gros col, fermé par un
bouchon en caoutchouc à deux trous.

Dans ce bouchon passent deux tubes en verre,

Fig. 38

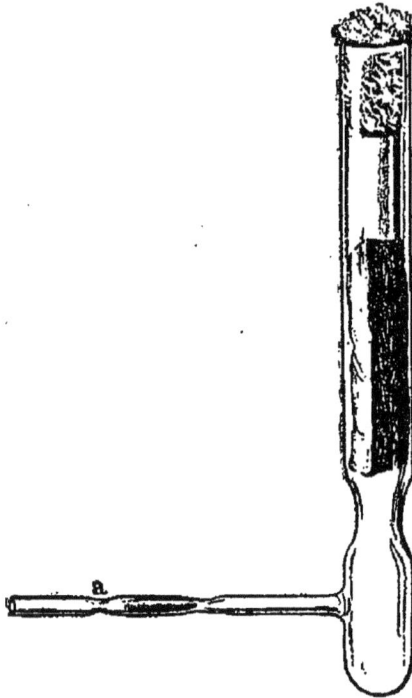

l'un A va jus-
qu'au fond du
flacon, l'autre
jusqu'au col
seulement. Ils
sont recourbés
tous deux. Le
tube A se ter-
mine par une
effilure mince.
Le tube B porte
deux étrangle-
ments, l'un au
sommet de la
courbure, l'au-
tre près de son
orifice libre B'.

Tous deux sont garnis de ouate.

Pour se servir de cet appareil, on le remplit
de bouillon à moitié ou aux deux tiers et on le
stérilise à l'autoclave à 115° pendant 15 minutes.
Quand il est froid, on ensemence son contenu

en flambant l'effilure A que l'on casse et que l'on plonge dans le tube de culture dont on veut semer une trace. On aspire quelques gouttes, on ferme l'effilure à la lampe et on fait le vide dans le flacon. Avant de fermer l'effilure, on fera barboter de l'hy-

Fig. 39

drogène de A en B. On ferme B au point B' à la lampe et on porte le flacon ainsi ensemencer à l'étuve. Pour prélever de la culture, on ouvre en B', l'air rentre, se filtre sur la bourre B ; on ouvre l'effilure A et on recueille la culture en soufflant par l'orifice B'.

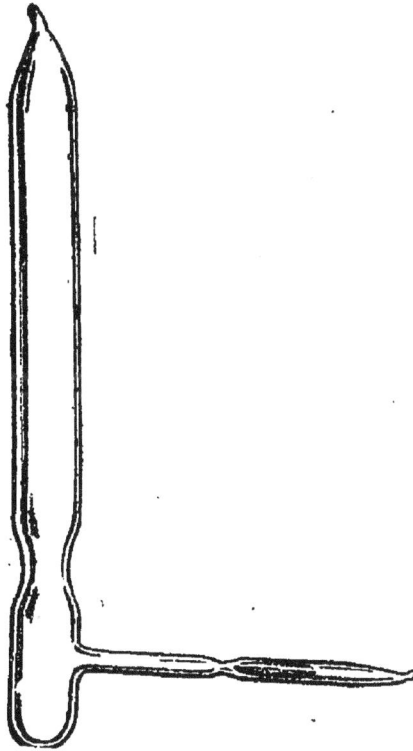

Mentionnons encore l'appareil de Roux, qui est indispensable si l'on veut faire des cultures dans le vide sur pomme de terre. C'est un tube de Roux ordinaire (*fig.* 38) portant une tubulure latérale représentée en *a*. On ensemence la pomme de terre et on scelle le tube à la lampe d'émailleur; puis, on fait le vide avec la trompe à mercure ou la trompe à eau, par la tubulure latérale on la ferme à la lampe (*fig.* 39) ; et on met le tube à l'étuve.

2. Procédés de séparation des microbes anaérobies. — Nous ne parlerons pas du procédé de la lame de mica dont Koch recouvrait ses plaques de culture, lame bordée à la paraffine sur le verre de la plaque. Cette méthode est peu pratique et, d'ailleurs, tout à fait insuffisante.

Fig. 40   On pourra employer celle de Liborius, à l'aide des tubes en couches profondes que nous venons de décrire (*fig.* 40). On sème dans la gélose *encore chaude et liquide*, à la température de 40-41°, le mélange de microorganismes que l'on veut séparer. On remue bien avec une longue aiguille de platine de façon à répartir les germes aussi complètement que possible, puis on recouvre d'huile la surface du tube, que l'on met ensuite à l'étuve. Les colonies anaérobies se développent de préférence dans la profondeur. Pour les étudier et les repiquer, il est nécessaire de sacrifier le tube. A l'aide d'un couteau à verre et d'un charbon Berzélius, on coupe

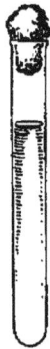

ce tube et on reçoit la gélose ou la gélatine dans
une plaque de Petri stérilisée. On coupe en tranches minces le milieu de culture ainsi transvasé
et on procède à l'examen systématique des colonies qui se sont dé-
veloppées isolément.
Cette méthode n'est pas
toujours applicable lors-
que les anaérobies en-
semencés développent
beaucoup de gaz.

Fig. 41

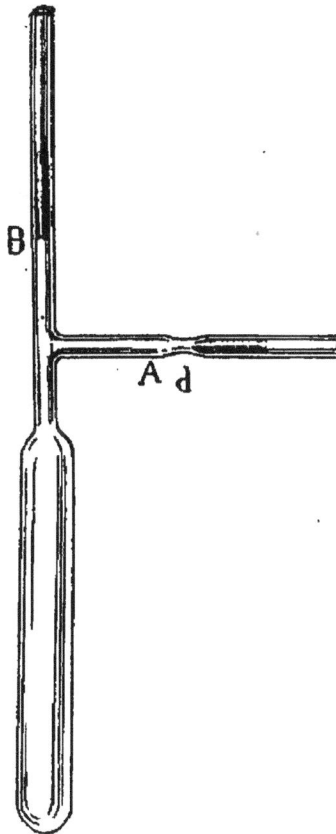

Un procédé préfé-
rable est celui de Roux
ou celui de C. Fraen-
kel. Le tube de Roux
est un tube muni de
deux tubulures (*fig.*
41). On y verse de la
gélatine, on stérilise,
on sème et on fait le
vide après avoir fait
barboter un courant
d'hydrogène ; puis on
scelle dans le courant
de gaz. On couche ensuite le tube. On a ains
une gouttière de gélatine, que l'on examine et où:
l'on peut puiser les colonies, après avoir coupé

le verre parallèlement à l'axe du tube, de chaque
côté de la gouttière de gélatine.

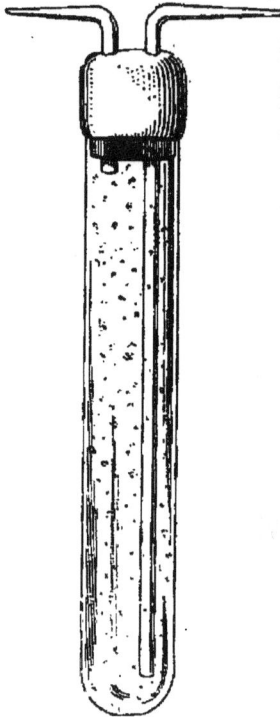

C. Fænkel remplace par un bouchon à deux
trous les deux tubulures soudées du tube de Roux.

Fig. 42

La *fig.* 42 montre l'appareil sans qu'il y ait besoin d'en donner une description. On fait barboter de l'hydrogène pendant quatre minutes à travers ce tube, après avoir ensemencé dans la gélatine liquide, et on roule cette gélatine sous un courant d'eau froide à l'intérieur du tube.

Si l'on veut faire des plaques proprement dites, des cultures sur plaques de Petri, dans le vide, on peut employer l'appareil de Botkine. Cet appareil se compose d'une cloche en verre (*fig.* 43) présentant à sa partie supérieure, au lieu d'un bouton, un orifice que l'on bouche avec un bouchon à deux trous où passent deux tubes A et B munis de robinets. La cloche repose dans un cristallisoir plat, plein de glycé-

rine. On place au centre de ce cristallisoir un
petit triangle en fer porté par trois pieds, qui
émerge de la glycérine. On met sur ce support
les plaques de Petri
l'une sur l'autre, ou un
échafaudage fait avec
des baguettes de verre
(*fig.* 43) où l'on met
les plaques de verre or-
dinaires recouvertes de
gélatine ensemencée.
On fait passer un cou-
rant de gaz inerte de
A en B, après avoir
chargé la cloche d'une

Fig. 43

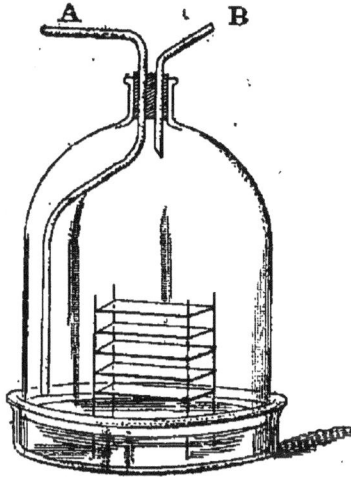

lourde couronne de plomb, pour empêcher la
pression du gaz de la soulever et de faire
saillir ses bords en dehors de la glycérine. On
ferme les robinets au bout d'une demi-heure ([1]).

([1]) Pour s'exercer à la culture des anaérobies, le
commençant peut essayer d'obtenir du premier coup
des cultures pures de *Vib. septique*. Pour cela, on inoculera à un cobaye sous la peau du ventre, que l'on
décolle après y avoir fait au bistouri une petite incision ; on met une pincée de terre de jardin dans la petite poche ainsi pratiquée. Pour plus de sûreté, on
peut employer le procédé de M. Pasteur qui consiste à
léviger cette terre et à inoculer sous la peau le produit
de la lévigation chauffé pendant dix minutes, à 100°.

Rappelons enfin qu'on a utilisé la chaleur pour obtenir, autant que possible du premier coup, des cultures pures de certaines espèces anaérobies. C'est en employant ce procédé de séparation que Kitasato, en particulier, a réussi à obtenir, le premier, des cultures pures de tétanos (¹).

Au bout de 36 heures, le cobaye meurt. On ensemencera avec pureté la sérosité péritonéale. Il y aura de grandes chances pour qu'on ait le *vib. septique* à l'état de pureté, quelle que soit la terre qu'on ait inoculée. On peut encore essayer d'obtenir une culture pure de *bac. amylobacter* en procédant comme nous l'avons dit p. 68.

(¹) Le procédé de Vignal (qui s'applique d'ailleurs à toutes les espèces anaérobies) est particulièrement commode pour conserver longtemps les cultures de tétanos. Il consiste en ceci : Dans une pipette de 7 à 8 millimètres de diamètre, munie d'un étranglement (*fig.* 53 AB) ou aspire jusqu'en B le bouillon, ou la gélatine fondue ensemencés préalablement avec le tétanos. On fait le vide avec la trompe (après avoir fermé à la lampe la pointe effilée de la pipette), en ajustant un caoutchouc en A, puis on scelle à la lampe l'étranglement en B.

CHAPITRE V

—

ÉTUVES

La très grande majorité des microorganismes se cultive entre 20 et 38°. On conçoit qu'il importe d'avoir des étuves dont la température puisse être maintenue constante, sans être influencée par les variations de la température extérieure ni par les changements de pression du gaz.

Pour atteindre ce but, on a construit un grand nombre d'étuves. Nous n'en décrirons que trois types, suffisant à tous les besoins.

1. Étuve de Gay-Lussac avec régulateur de Raulin. — C'est une caisse (*fig.* 44) dont toutes les parois sont doubles, sauf la porte qui est vitrée; elle est portée sur quatre pieds en fer. On remplit l'intervalle des deux parois avec de l'eau ou mieux avec de l'huile introduite par l'orifice *a*, on chauffe avec un tout petit bec de Bunsen à flamme bleue, pour éviter les dépôts de noir de fumée sur le fond de la caisse, dépôts qui tom-

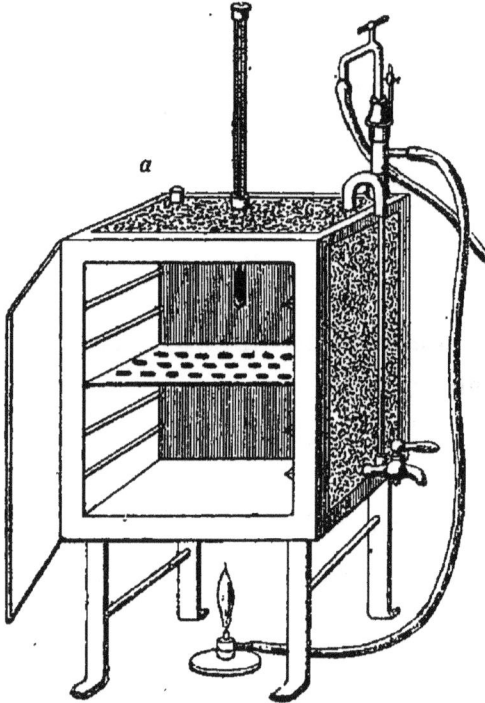

Fig. 44

bent sur le brûleur au bout d'un cer-tain temps et peuvent l'é-teindre. Ce bec est bran-ché sur le tuyau du ré-gulateur (*fig.* 45) dont le tube partant du robinet *b* est branché sur la con-duite. Voici comment on règle l'étuve.

On dévisse le tube en fer jusqu'à ce que la pointe en sifflet qui le termine sorte du mercure. On allume le gaz à plein canal et on note la température intérieure de l'étuve, où l'on a placé un thermomètre ; lorsqu'on arrive à $\frac{1}{2}$ ou à 1 de-gré au-dessous de la température que l'on dé-

sire obtenir, on visse le tube jusqu'à ce que la
flamme ait la hauteur d'un travers de doigt environ et on attend pour voir si la température
est restée constante. Si elle baisse, on donne un
peu plus de flamme et inversement. On arrive
ainsi par tâtonne-
ment à régler très
vite cette étuve.Le
tube en **H** avec
son robinet, est un
tube de sûreté.
Grâce à ce robinet
qui fait office de
veilleuse, l'étuve
ne pourra jamais
s'éteindre.On l'ou-
vrira de façon qu'il
laisse passer assez
de gaz pour don-
ner une flamme de
veilleuse, le sifflet
O plongeant com-

Fig. 45

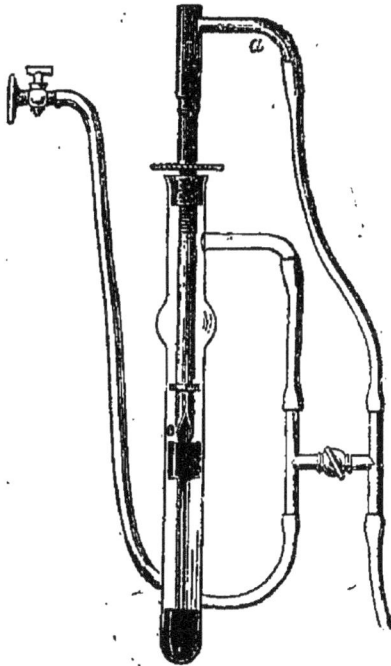

plètement dans le mercure ; cette précaution a
pour but de parer aux inconvénients d'une trop
brusque ascension du mercure, lorsqu'on ouvre
les gazomètres en ville, un peu avant la nuit.
Cette étuve ainsi réglée donne d'assez bons résul-

tats ([1]). Le régulateur tout en fer, n'est point

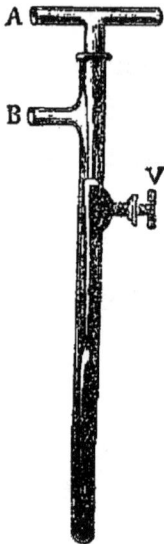

fragile, il est seulement un peu dispendieux. On peut le remplacer par le régulateur Chancel qui est à peu près fondé sur le même principe, qui est peu coûteux et dont nous nous bornerons à donner la figure (*fig.* 46).

2. Étuve de d'Arsonval (*fig.* 47). — Cette étuve se compose de deux vases cylindro-coniques limitant deux cavités : l'une centrale, qui est l'enceinte qu'on veut maintenir constante; l'autre annulaire, que l'on remplit par la douille et qui constitue le matelas liquide soumis à l'action du foyer ; ce matelas d'eau distribue

Fig. 46

A, arrivée du gaz.
B, sortie du gaz.
V, vis en fer
permettant de faire
monter ou
descendre le mercure

régulièrement la chaleur autour de l'enceinte et empêche celle-ci de subir de brusques variations de température. La paroi externe de l'étuve porte une tubulure latérale qui, communiquant avec l'espace annulaire, se trouve fermée à

([1]) Néanmoins on a des ascensions ou des abaissements de température de $1°,5$ à $2°,5$ dus aux changements de pression du gaz avant la nuit et vers deux heures du matin.

l'extérieur par une membrane verticale de caoutchouc qui constitue, lorsque l'appareil est clos,

la seule portion de
paroi susceptible
de traduire à l'ex-
térieur, en les to-
talisant, les varia-
tions de volume
du matelas d'eau.
Or, le gaz qui doit
alimenter le brû-
leur est amené
par un tube qui
débouche norma-
lement au centre
de cette membrane
et à une faible
distance de sa sur-
face externe, dans
l'intérieur d'une
boîte métallique,
d'où il ressort par

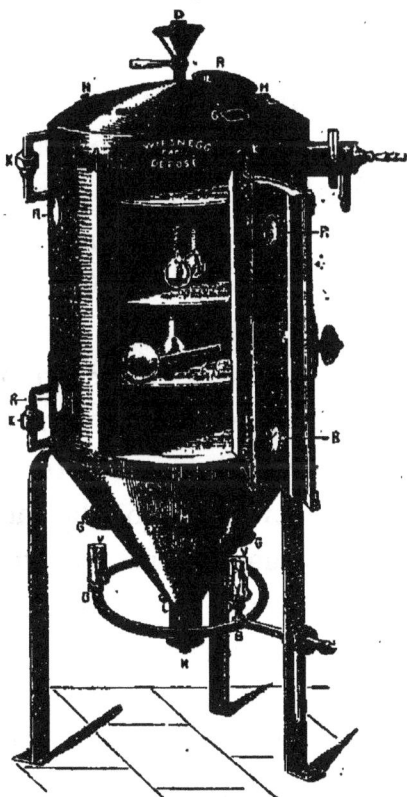

Fig. 47

un autre orifice qui le conduit au brûleur : tube
et membrane constituent de la sorte un robinet
très sensible dont le corps d'ouverture est sous
la dépendance des variations de volume du matelas d'eau et qui ne laisse aller au brûleur que

la quantité de gaz strictement nécessaire pour
compenser les causes de refroidissement.

Supposons qu'on veuille régler cette étuve à
37°. On la remplit d'abord d'eau bouillie et privée d'air, on laisse l'orifice D ouvert, on allume
les becs après avoir dévissé le tube V, de façon
à ce que la flamme soit au maximum. L'eau,
par dilatation, sort par l'orifice D, on la recueille
par un petit trop plein qu'on branche sur un
tube de caoutchouc, pour ne pas oxyder l'étuve.
On place le thermomètre en T et quand la température a atteint 36°,5 on bouche hermétiquement l'orifice avec un bon bouchon de caoutchouc plein. On visse le tube V, jusqu'à ce que
son extrémité touche la membrane en caoutchouc ; on ne s'en aperçoit que lorsque la flamme
baisse et tombe brusquement. Alors, on dévisse
le tube V jusqu'à ce que la flamme ait une hauteur d'un travers de doigt environ (¹). L'étuve
est ainsi réglée ; la flamme montera ou descen-
dra automatiquement, suivant les diminutions
ou les augmentations de la température extérieure et de la pression du gaz.

(¹) Si la chambre a une température de 15 à 20 de-
grés, cette hauteur de flamme est suffisante. Si elle est
plus froide ou plus chaude on donnera plus ou moins
de flamme.

Si l'on veut porter la température d'une étuve déjà réglée à 37°, à 39° par exemple, il faudra enlever le bouchon qui est en D. Immédiatement, la flamme des brûleurs montera au maximum, l'eau débordera par l'orifice. On surveillera le thermomètre, et quand il marquera 39° on rebouchera solidement l'orifice avec le bouchon. L'étuve sera réglée. Pour passer de 37 à 30° par exemple, on éteint le gaz, on débouche l'orifice. On attend que le thermomètre marque 30°, on ajoute de l'eau jusqu'au ras de l'orifice, on bouche et on rallume. Si le gaz ne passe pas, on dévisse légèrement le tube V jusqu'à ce que la flamme ait atteint la même hauteur qu'auparavant. Ces étuves sont excellentes et commodes. Il faut éviter de les placer le long des fenêtres ; car elles pourraient s'éteindre pendant la nuit. Il faudra aussi avoir grand soin de vérifier, au moins une fois par mois, les caoutchoucs qui amènent le gaz à l'étuve ; ils peuvent, en effet, se fendiller autour des robinets et des ajutages, quand ils sont en usage depuis longtemps, et donner ainsi lieu à un incendie (1). Cette

_____

(1) Les tubes métalliques flexibles qu'on vend pour empêcher cette cause d'incendie ne peuvent être recommandés. Leurs extrémités sont en caoutchouc. Par conséquent, ils ne pourront donner qu'une fausse sécurité.

précaution s'applique du reste à toutes les
étuves.

On a construit des étuves d'Arsonval à membrane métallique, qui, si elles étaient bien cons-
truites, pourraient rendre des services, particulièrement pour la tyndallisation et pour la
coagulation du sérum. On peut, en effet, les régler à des températures très élevées, tandis qu'à
ces températures, les étuves avec membrane de
caoutchouc se détériorent très vite. Cette étuve à
membrane métallique se règle comme la précé-
dente.

3. Étuve de M. Roux. — Un troisième modèle d'étuve, plus grande que les autres, est
l'étuve de M. Roux: c'est l'étuve Scribeaux,
munie d'un thermo-régulateur métallique.

La chaleur s'obtient au moyen de l'air qui
circule tout autour de l'étuve. L'entrée du gaz
est réglée par un piston dont les mouvements
de va-et-vient sont actionnés par le régulateur
métallique. Une vis V (*fig.* 48) permet de régler
l'entrée du gaz en éloignant le piston. On la règle de la façon suivante : on allume le gaz à
plein canal en tournant l'écrou A en sens inverse des aiguilles d'une montre, jusqu'à fin de
course. Quand la température intérieure de
l'étuve a atteint le degré voulu, on règle la hau-

teur du gaz en tournant l'écrou dans le sens des
aiguilles d'une
montre, jusqu'à
ce que la tempé-
rature reste cons-
tante. Cette étu-
ve, spacieuse et
commode, don-
ne, comme cons-
tance de tempé-
rature, de très
bons résultats.

Fig. 48

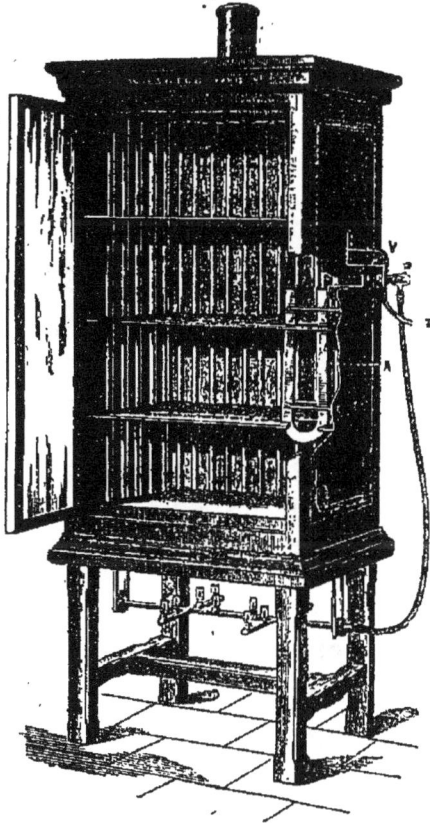

Quelque modè-
le que l'on choi-
sisse, deux étuves
sont indispensa-
bles à tout bacté-
riologiste : l'une
réglée à 37° pour
les cultures dans
le bouillon, le
sérum et la gélose, l'autre réglée à 20 ou 22°
pour les tubes et les plaques de gélatine. On peut
cependant, à la rigueur, laisser les tubes et les
plaques de gélatine à la température de la chambre où l'on travaille, particulièrement en été,
mais les colonies s'y développeront plus lentement et d'une façon plus irrégulière.

CHAPITRE VI

—

CONTENTION DES ANIMAUX
MATÉRIEL NÉCESSAIRE AUX INOCULATIONS

1. Moyens de contention. — Les animaux sur lesquels on a le plus souvent l'occasion de pratiquer des inoculations en bactériologie sont le cobaye, le lapin, les souris et les rats, les poules et les pigeons ; les chiens, les chats, les moutons servent plus rarement.

Les inoculations peuvent être faites, sous la peau, dans le sang, dans les cavités pleurale ou péritonéale, par ingestion ou par inhalation.

Quel que soit le mode d'inoculation employé, les animaux doivent être maintenus immobiles pendant qu'on les inocule. On emploie, pour cela, différents moyens de contention dont nous indiquerons les principaux.

Le plus simple est de faire maintenir l'ani-

mal, quand il est de petite taille, par un aide,
qui saisit le train de derrière d'une main, la
tête et le train de devant de l'autre, en exerçant
une traction suffisante sur
la colonne vertébrale pour
empêcher l'animal de faire
des soubresauts pendant
qu'on l'injecte.

Fig. 49

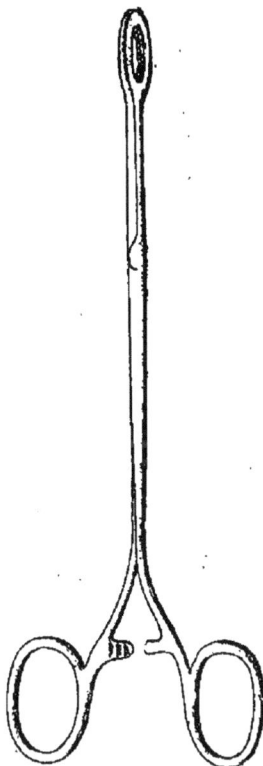

Ce procédé ne peut être
employé que pour les ino-
culations sous-cutanées et
intra-péritonéales ou pleurales, chez les animaux qui
ne se défendent point, le lapin ou le cobaye par exemple.

Pour les rats et les souris,
on devra employer un clamp
(*fig.* 49) c'est une pince à
pédicule de kyste de l'ovaire.
Un aide prendra l'animal
dans sa cage, avec cette lon-
gue pince, par la peau de la nuque et fixera son
corps le long de la pince et en tirant légèrement
dessus (*fig.* 5o). L'animal ne peut se débattre
et il est hors d'état de nuire.

Pour les animaux plus gros, tel que le cobaye

et le lapin, si l'on veut les attacher, on emploie, de la façon la plus simple, des planches en bois

Fig. 50

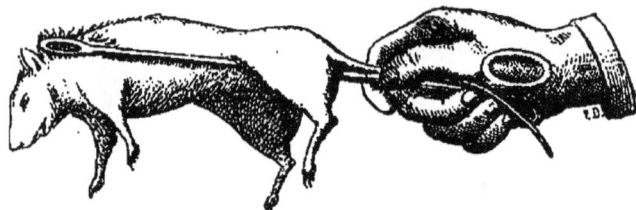

de hêtre, de dimension variable suivant l'animal (¹), portant sur leur tranche quatre pitons en fer vissés aux extrémités des deux côtés les

Fig. 51

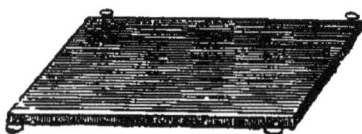

plus longs (*fig.* 51). On y attache l'animal par les quatre pattes ; pour cela, un aide qui tient l'animal est nécessaire. On prend de simples bouts de ficelle dont on fait des nœuds coulants ; on les passe autour des pattes, immédiatement au-dessus des pieds ou au-dessus des jarrets et on pose l'animal sur la planche, sur le dos ou sur le ventre, suivant le besoin ; on attache d'abord une patte de derrière, puis la patte de devant du côté opposé, en diagonale.

_____

(¹) Pour le lapin : 50cm × 30cm.
      //   cobaye : 40cm × 20cm.

En passant la ficelle dans les pitons qui sont aux
quatre coins de la planche, on devra exercer sur
elle une traction suffisante pour que l'animal ne
puisse plus bouger ; on attache ensuite l'autre
patte de derrière, puis l'autre patte de devant.

Quand la tête doit être immobi-
lisée, comme par exemple pour
faire les inoculations intra-veineuses chez le lapin, on utilise
alors un appareil un peu plus compliqué.

Fig. 52

C'est une planche carrée oblon-
gue, soutenue par quatre pieds en
fer et percée de trous à différentes
distances, le long des côtés longs.
Elle porte à une extrémité une
tige en fer verticale, munie d'un
porte-tige mobile à écrou. C'est
dans ce porte-tige qu'on fixe le
mors destiné à immobiliser la tête
de l'animal : le mors le plus commode est celui de M. Malassez qui
est extrêmement pratique ; en
voici le dessin (*fig.* 52).

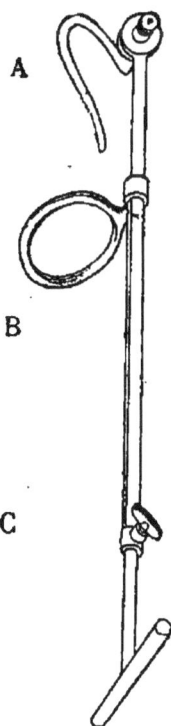

Le crochet A est passé derrière la nuque de
l'animal, l'anneau B, mobile le long de la tige,
est amené autour du museau de l'animal, dont la

tête doit être serrée et rendue immobile entre l'anneau qui fait muselière et le crochet ; un écrou C assure cette immobilité. On passe la tige du mors dans une pince à vis fixée sur la tige verticale de l'appareil décrit plus haut, et on la fixe, après avoir tendu la tête de l'animal de façon à ce qu'il ne puisse plus bouger.

Pour attacher les chiens, nous indiquerons un moyen simple ne nécessitant ni mors, ni muselière. Il faut avoir à sa disposition une table solide de 1 mètre de longueur sur 60 centimètres de largeur, garnie de plomb et munie d'un tube d'écoulement pour les liquides. Cette table, facile à désinfecter, pourra de plus servir pour les autopsies.

On commence par museler l'animal. Pour cela, on emploie une cordelette, de la grosseur d'une plume de corbeau ; un aide assis, maintient l'animal entre ses jambes, lui tenant les pattes de devant et lui élevant la tête. On passe la corde dans la gueule de l'animal, le milieu de la corde derrière les canines inférieures, les deux chefs de la corde pendant en bas. On fait un premier nœud sous le menton, on ramène les deux chefs de la corde sur la mâchoire supérieure et on fait un second nœud à la racine du nez, puis un troisième nœud sous le menton et un quatrième derrière la nuque. Ce procédé vaut toutes les muselières que l'on a inventées et il est extrêmement pratique. Dans les opérations où l'animal doit avoir la gueule ouverte on emploiera le mors de Malassez ([1]).

On attache ensuite l'animal sur la table, en plaçant des nœuds coulants faits avec une solide cordelette au dessus du poignet pour les pattes de devant, au-dessus du pied pour celles de derrière. On attache les chefs des nœuds coulants autour des quatre pieds de la table en formant un X autour des montants; on attachera d'abord une patte de devant, puis la patte de derrière du côté opposé.

2. Matériel d'inoculation. — L'animal une fois attaché, il faut préparer l'instrument avec lequel on va l'inoculer.

On peut inoculer un animal, comme nous l'avons déjà dit, par une simple plaie faite à l'aide d'un bistouri ou de ciseaux; on touche cette plaie avec le fil de platine chargé de culture. C'est ainsi qu'on inocule les souris avec le pneumocoque.

Dans certains cas, on emploie, pour inoculer,

([1]) *Archives de médecine expérimentale*, 1890.

la *pipette* Pasteur (*fig.* 53) ([1]). C'est un tube de
5 millimètres de diamètre environ, effilé à une

Fig. 53

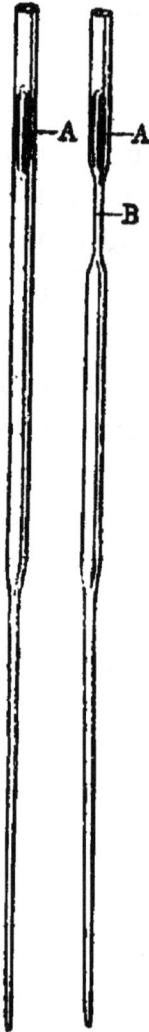

des extrémités qui est fermée, ouvert à l'autre, et qui porte un bouchon de ouate. Pour se servir de
cette pipette, qui a dû être stérilisée
d'abord au four Pasteur, on flambe
la pointe, on la casse avec les doigts
ou avec une pince, on en reflambe
soigneusement l'extrémité et on y introduit par aspiration la culture que
l'on veut inoculer.

([1]) Pour faire une pipette, il faut prendre un tube de 5 millimètres de diamètre
intérieur; on en coupe un morceau de
25 centimètres de long. On fond ce tube
en son milieu, dans la flamme de la
lampe d'émailleur, en le tournant constamment entre les doigts pour chauffer
également toutes les parties du cylindre
de verre. Quand il est au rouge sombre,
on le retire de la flamme et on l'étire,
de façon que la partie effilée atteigne sa
longueur primitive du tube; on fond,
d'un trait de flamme, l'effilure à son
milieu. On a ainsi deux pipettes, on les
bouche avec un bouchon de ouate, à leur
extrémité ouverte, puis on les stérilise au
four Pasteur.

La *seringue* est de beaucoup l'instrument le plus commode pour inoculer.

Il est superflu aujourd'hui d'insister sur la nécessité qu'il y a de stériliser, avant de s'en servir, les seringues destinées aux injectionshypodermiques chez l'homme, aussi bien qu'aux expériences de laboratoire. Le procédé le plus simple et le plus efficace pour effectuer cette stérilisation est l'emploi de la chaleur. La seringue de Pravaz si répandue et si commode ne supporte pas ce mode de stérilisation. Le piston de cette seringue est en cuir, qui se racornit sous l'action de la chaleur, sèche ou humide, de sorte que l'instrument, après la stérilisation, cesse d'être étanche et ne peut plus servir. D'autre part, pour maintenir la souplesse du cuir du piston, on est obligé de le graisser, ce qui est une condition permanente de souillure et met en outre la seringue de Pravaz hors d'usage, lorsqu'elle a servi à des injections d'éther, par exemple, ou d'autres liquides qui dissolvent les graisses.

Pour ces motifs, depuis plusieurs années, et de divers côtés, on s'est appliqué à construire des seringues facilement et sûrement stérilisables. Dans le laboratoire de M. Pasteur, on avait pendant longtemps renoncé à l'emploi des seringues pour les inoculations, et l'on se servait de la pipette en verre de Pasteur, préalablement flambée. Mais, l'extrémité effilée de cette pipette est très fragile ; elle traverse difficilement la peau et les tissus un peu résistants ; en outre, il est malaisé de doser exactement la quantité de liquide injectée par ce moyen.

M. Koch se servait autrefois d'une seringue stérilisable composée d'un cylindre en verre et d'une monture métallique assujettie par un pas de vis. Le piston était en coton tassé à l'aide d'un fil. La seringue était stérilisée à la chaleur sèche à 150° ; puis, avant de s'en servir, on humectait le piston avec de l'eau stérilisée. Depuis, il a renoncé à cette seringue et lui a substitué une seringue toute en verre, où le piston est remplacé par un ballon de caoutchouc.

Cette seringue présente certains inconvénients ; il n'en est pas de même de la seringue de Straus-Collin dont nous allons donner la description et qui, comme sûreté et commodité, ne laisse place à aucune critique.

L'originalité de cette seringue, construite sur le modèle de la seringue de Pravaz, est la substitution d'un piston en moelle de sureau au piston en cuir. La moelle de sureau supporte parfaitement l'action de l'eau bouillante ou de la vapeur

d'eau ; quand elle a été préalablement un peu
comprimée, elle a la propriété de se gonfler par
l'humidité, de sorte que l'herméticité de l'instrument, loin d'être compromise par l'ébullition
dans l'eau ou le séjour à l'autoclave, n'en devient que plus parfaite. D'autre part, le piston
de moelle de sureau, grâce à sa souplesse et à
son élasticité, tout en se moulant exactement
sur le cylindre, glisse aisément et sans ressaut
le long de la paroi de verre.

Le piston de la seringue (*fig.* 54) se compose

Fig. 54

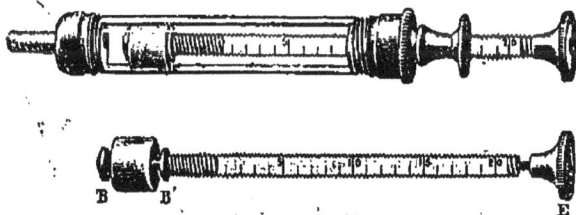

d'un disque de moelle de sureau serré entre
deux boutons métalliques B et B'. La moelle de
sureau doit être choisie bien souple et doit être
bien décortiquée ; on la tasse transversalement à
l'axe, par une pression modérée avec les doigts.
Ce disque de sureau est traversé, suivant l'axe,
par une broche de section carrée dont le bout
inférieur se termine par le bouton B. Le bouton
B' fait corps avec la tige creuse du piston, et la

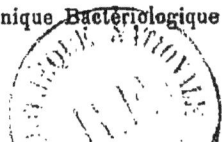

broche, enfilée dans cette tige, est munie à son extrémité supérieure d'un pas de vis qui reçoit le bouton-écrou E.

Grâce à ce dispositif, le piston de moelle de sureau peut être serré à volonté, dans le sens de sa hauteur, par le rapprochement des deux boutons B et B', d'où il résulte un élargissement de son diamètre ; on assure ainsi le contact étanche du piston avec la paroi de la seringue. Ce serrage est opéré par le jeu du bouton-écrou E et, par conséquent, en agissant du dehors, sans que l'on soit obligé de démonter la seringue ou de toucher au piston.

Dans la seringue de Pravaz ordinaire, entre chaque extrémité du cylindre de verre et la monture métallique de la seringue, se trouve interposée une rondelle de cuir qui assure l'herméticité de l'instrument, mais qui offre les mêmes inconvénients que le piston de cuir et ne supporte pas l'action de la chaleur. Ces rondelles de cuir sont remplacées par des rondelles faites également avec de la moelle de sureau fortement tassée.

La seringue de Straus-Collin se compose ainsi exclusivement de métal, de verre et de moelle de sureau.

Elle peut donc, en toute sécurité, se stéri-

liser par la chaleur humide (eau bouillante, vapeur d'eau à 100° ou vapeur d'eau sous pression).
Il ne faut pas employer la chaleur sèche, qui
racornit la moelle de sureau. Pour les injections
hypodermiques médicamenteuses, chez l'homme,
et pour les opérations ordinaires du laboratoire,
il suffit de faire bouillir la seringue pendant
quelques minutes dans un vase quelconque contenant de l'eau. Il est bon de remplir préalablement la seringue de ce liquide, avant de la faire
bouillir. Si, pour des recherches bactériologiques spéciales, on veut obtenir une stérilisation plus particulièrement rigoureuse, on met la
seringue à l'autoclave à 115 ou 120°, pendant
un quart d'heure.

Le piston et les rondelles de moelle de sureau
peuvent servir pendant plusieurs mois sans
être mis hors d'usage. Quand il sera nécessaire
de les renouveler, rien n'est plus facile que de le
faire soi-même, sans recourir au fabricant. Voici
comment il faut procéder : on décortique avec
soin un cylindre de moelle de sureau ; on le
tasse perpendiculairement à son axe, par pression entre les doigts et on l'introduit dans le
cylindre de verre ; on l'embroche sur la tige
pleine ; on enfile la tige creuse sur la tige pleine,
on visse le bouton-écrou et le piston est prêt à

servir. Entre chaque extrémité du cylindre de verre et la monture métallique, on interposera de même une rondelle de sureau fortement tassée ([1]).

Pour remplir la seringue de la culture que l'on veut inoculer, il faut procéder de la façon suivante.

1° *La culture à injecter est un milieu liquide* (bouillon). On prend une pipette, on prélève avec cette pipette, dans le tube de bouillon, à peu près la quantité nécessaire à l'inoculation et on la décante dans une capsule en platine préalablement stérilisée sur la flamme du bec de gaz et refroidie ([2]). C'est dans cette capsule qu'on puisera avec la seringue.

2° *La culture à injecter est sur milieu solide.* On commencera par introduire, dans la capsule de platine, avec la pipette, une quantité suffisante d'un liquide stérile (bouillon ou eau stérilisée), et avec l'anse de platine on y délaiera

[1] Les aiguilles de cette seringue devront être en platine iridié (aiguilles de M. Debove). Elles sont d'une commodité extrême et ont remplacé les aiguilles en acier ou en or.

[2] On fera bien de la recouvrir d'un verre de montre pendant le refroidissement; on ne versera le bouillon que lorsque le platine sera froid, ce dont on s'assurera en touchant l'extérieur de la capsule.

la quantité de culture qu'on jugera nécessaire.
S'il y a de trop gros grumeaux et que l'on craigne
qu'ils ne bouchent le calibre de l'aiguille, on les
dissociera avec l'anse de platine avant de remplir la seringue. On procédera alors, comme précédemment, en aspirant soit par la pointe, soit
par l'extrémité du corps de pompe, et on prati-
quera l'inoculation.

Pour transporter commodément la seringue
de Straus, il est bon de la placer dans un tube à
essais ordinaire, bouché avec un bouchon
de ouate. L'on stérilise le tout à l'autoclave et on
peut ainsi transporter commodément la seringue.
De même, lorsqu'on a fait avec les précautions
voulues, un prélèvement de sang, de pus ou
d'un liquide quelconque, au lit du malade, on
replace la seringue, pleine ou à moitié pleine,
avec son aiguille dans le même tube stérile qui
a servi à l'apporter et l'on peut, de retour au
laboratoire, procéder immédiatement avec une
sécurité absolue, aux ensemencements, et aux
inoculations.

CHAPITRE VII

—

INOCULATIONS

Les inoculations peuvent être faites de différentes façons : sous la peau, dans le tissu cellulaire sous-cutané, dans les cavités pleurale et
péritonéale, dans le sang, dans la chambre antérieure de l'œil, sous la dure-mère, etc.

De plus, on peut introduire des microbes dans
l'économie par ingestion et par inhalation.

1. Inoculations sous-cutanées. — Elles se
font de la façon la plus simple, avec la seringue
stérilisée (seringue de Straus). Supposons qu'on
veuille inoculer un cobaye sous la peau du ventre.

La peau doit être rasée, soit avec des ciseaux ([1])
soit même avec un rasoir ; puis, ainsi dénudée,
lavée avec la solution de sublimé à 1 pour

([1]) La tondeuse ne donne pas de bons résultats.

1000 (¹), ou brûlée légèrement avec une lame
de platine ou une baguette de verre, chauffée au
rouge sombre sur le bec de gaz.

Un aide tenant l'animal, on prend, entre le
pouce et l'index de la main de gauche, la peau,
au voisinage de l'endroit rasé et cautérisé et
non à cet endroit même, on la tire en faisant
un pli perpendiculaire à la surface du ventre ;
puis, on enfonce l'aiguille de la seringue à la
base de ce pli (après avoir flambé cette aiguille
qui est en platine iridié), perpendiculairement,
c'est-à-dire parallèlement à la surface du ventre.
En perçant la peau, il faut prendre garde de ne
pas piquer trop fort, et ne pas la transpercer.
On s'assure en tâtant avec le doigt, à travers la
peau, qu'on est bien dans le tissu cellulaire sous-
cutané et on pousse l'injection. On retire la seringue et on cautérise avec une lame de platine,
le point d'inoculation. On inoculera de la même
façon n'importe quelle partie du corps. La souris
doit être inoculée sous la peau du dos, à la racine de la queue : on la prend de la main gauche,
par la peau de la nuque, avec le clamp, dans son
bocal ou sa cage ; on la maintient en tirant lé-

(¹) Sublimé : 1 gramme, sel marin : 1 gramme,
   eau : 1000 grammes.

gèrement la queue le long de la tige du clamp,
et on l'inocule ([1]).

La seringue ne peut être employée que si l'on
injecte sous la peau un liquide quelconque ou
une dilution de culture solide. Pour inoculer
par la voie sous-cutanée, des substances solides,
de la terre par exemple, on procède de la façon
suivante : On incise la peau, puis on la décolle
avec une sonde cannelée, ou le manche du
scalpel, de façon à faire une petite poche, dans
le tissu cellulaire sous-cutané. On y loge la terre
à l'aide de la spatule en platine et on fait un
point de suture pour empêcher l'issue de la
terre. C'est ainsi, par exemple, qu'on inocule à
des cobayes le vibrion septique de Pasteur. On
peut enfin inoculer par scarification ou en écor-
chant la peau, en faisant une petite plaie que
l'on touche avec l'anse de platine chargée de
traces de la culture que l'on désire inoculer.
Pour inoculer le pneumocoque à une souris, par
exemple, on fera, à la base de la queue, une petite coupure avec un bistouri bien tranchant, et
on la touchera avec le fil de platine chargé de
pneumocoques.

([1]) Les injections intra-musculaires ne présentent
aucune difficulté et ne nécessitent aucune description,
on inoculera dans les masses charnues.

2. Inoculations intra-veineuses. — Pour le lapin, on choisit la veine marginale de l'oreille; pour le chien, la saphène; pour les gros animaux, la jugulaire. On la fait saillir en comprimant la base du cou, dans la gouttière formée par la trachée et le sterno-cléido-mastoïdien et on la voit se gonfler et saillir. On y plonge alors le trocart la pointe dans la direction du cœur ; pour la poule et les pigeons, on choisira la veine axillaire ; pour les cobayes, la jugulaire.

Nous décrirons seulement en détail la technique à suivre pour le lapin et le chien. Quand on sait les faire chez ces animaux, les autres inoculations intra-veineuses ne présentent plus aucune difficulté.

La veine que l'on doit choisir de préférence chez le *lapin*, pour y faire une inoculation, est la veine marginale de l'oreille. Cette veine est située sur le bord externe de l'oreille, du côté le plus mince et le plus garni de poils. On attache l'animal sur le ventre et on lui passe le mors Malassez ; on coupe de très près, avec des ciseaux, les poils de l'oreille sur 5 à 6 centimètres en amont et en aval du point où l'on va pratiquer l'injection. La veine doit se dessiner en violet sur le fond blanc de la peau, surtout si on pince avec les doigts la base de l'oreille. On lave

avec la solution de sublimé à 1 pour 1000
l'endroit rasé, on place l'animal devant soi, le
museau le plus près de l'opérateur, le train de
derrière le plus éloigné ; on prend de la main
gauche l'extrémité de l'oreille, de façon à ce que
l'on puisse piquer d'arrière en avant, en suivant
le cours du sang veineux (*fig.* 55). On pique la

Fig. 55

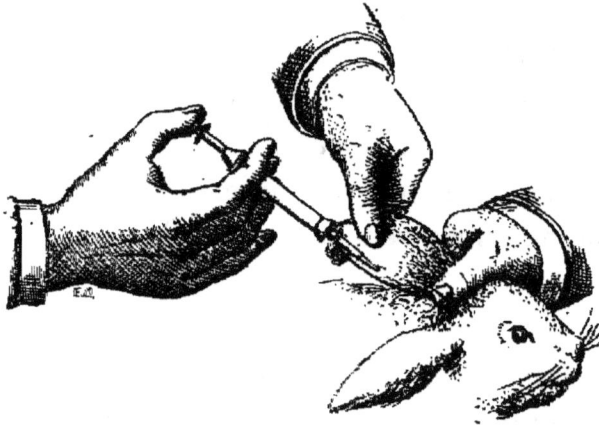

veine (qu'un aide peut rendre saillante en comprimant la base de l'oreille) à travers la peau,
la pointe de l'aiguille étant naturellement dirigée
vers la base de l'oreille et parallèlement à son
plan ; on tend l'oreille, à ce moment, sur l'index
de la main gauche de façon à avoir un point
d'appui pour piquer sûrement.

Il faut piquer avec l'aiguille déjà emmanchée
sur le corps de la seringue. Lorsqu'on est dans

la veine on pousse doucement le piston et, l'injection faite, on cautérise avec la lame de platine
le point où la veine a été piquée. S'il faut injecter
le contenu de plusieurs seringues, on fixe l'aiguille en pinçant l'oreille avec une pince à mors
plats garnis de caoutchouc.

On verra qu'on n'est pas dans la veine, s'il se
produit une boule d'œdème autour de la pointe
de l'aiguille. D'ailleurs, l'animal soubresaute
presque toujours, par suite de la douleur que
lui cause l'injection dans le tissu cellulaire sous-
cutané serré de l'oreille.

Il est bon d'ajouter que si l'on n'a qu'une injection de 1 centimètre cube à faire, il n'est pas
nécessaire d'attacher l'animal, ni même de lui
faire fixer la tête par un aide. On le place sur la
table, en liberté, on lui prend l'oreille, comme
nous avons indiqué, et on arrive le plus souvent
à pratiquer l'injection sans qu'il secoue seulement la tête.

L'injection dans la veine saphène d'un *chien*
est un peu plus compliquée, car il faut dénuder
la veine ; elle n'offre cependant pas de difficultés.

On musèle le chien, on l'attache sur le ventre
comme nous l'avons indiqué, de façon que les
pattes de derrière présentent leur face externe.
La veine saphène se trouve sur cette face ex-

terne. Il faut la dénuder au-dessus du jarret (*fig.* 56). On incise environ vers le milieu de

Fig. 56

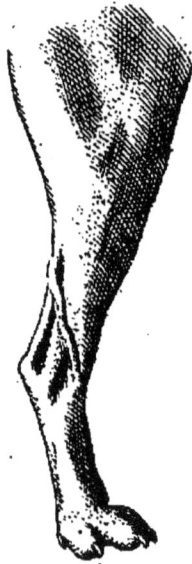

la patte, longitudinalement ; on dénude sur un espace de 1 à 2 centimètres, et on passe, avec l'aiguille de Cooper, un double fil, l'un pour pratiquer une ligature en aval, un second pour lier la canule du trocart, si on emploie cet instrument.

L'injection une fois faite, on enserre le point piqué entre deux ligatures et on recoud la peau de la plaie que l'on lave bien avec la solution de sublimé. Un pansement est inutile. Si on emploie une seringue à injection ordinaire, il suffit simplement de dénuder la veine, de la piquer, de pousser l'injection et de cautériser légèrement le point d'inoculation.

Les injections intra veineuses chez les *oiseaux* se font par la veine axillaire. On soulève l'aile de l'oiseau, que tient un aide, on enlève les quelques plumes duveteuses qui cachent la peau et la veine apparaît ; on la pique à travers la peau que l'on aura soigneusement désinfectée auparavant.

Chez les *cobayes*, ces injections peuvent se
faire par les veines jugulaires. Il faut inciser la
peau à côté de la trachée, l'animal étant fixé sur
le dos, comme si l'on voulait lier la carotide.
L'opération ne présente pas de difficultés.

**3. Injections dans la chambre antérieure
de l'œil.** — Cette injection ne présente pas non
plus de difficultés. Elle se fait généralement sur
le lapin. On met, dans l'œil que l'on veut injecter, une très petite quantité de chlorhydrate
de cocaïne en poudre (ce qui peut en tenir sur la
pointe d'un scalpel). On attend trois ou quatre minutes et quand l'anesthésie de l'œil est complète,
on enfonce la seringue entre la cornée et la sclé-
rotique, perpendiculairement à l'axe de l'œil, en
fixant le globe oculaire, qui est devenu insen-
sible, entre le pouce et l'index de la main gauche.
La tête est naturellement maintenue par un aide.
On voit si l'injection a réussi lorsqu'on constate
le trouble opalescent qui se produit derrière la
cornée.

4. Injections sous la dure-mère. — On
incise la peau sur le frontal, parallèlement à
l'arcade sourcilière, puis le périoste et on pose
une couronne de trépan de 5 millimètres de
diamètre, immédiatement en arrière de l'orbite.
Lorsqu'on sent que la résistance de l'os cesse, on

retire l'axe du trépan pour ne pas perforer la
dure-mère. L'hémorrhagie qui se produit s'ar-
rête généralement assez vite. On enlève la couronne. On perce la dure-mère avec l'aiguille de
la seringue, obliquement, pour ne pas toucher le
cerveau, et on pousse l'injection. On lave la plaie
et on fait un point de suture. Le chien doit être
trépané à la fosse temporale où le crâne est le
plus mince, après ablation du muscle temporal.

5. Injections intra-péritonéales. — Les
injections intra-péritonéales peuvent être faites
avec la seringue de Pravaz. Il faut avoir soin de
ne pas piquer l'intestin. Pour cela, après avoir
rasé la peau et l'avoir désinfectée, on fera tendre
fortement la peau du ventre par l'aide qui tient
l'animal et qui devra pour cela exercer une certaine traction sur la colonne vertébrale. En pi-
quant franchement, sans à-coup, on ne lèse
jamais les intestins. On peut encore opérer de
la façon suivante : un aide présente le ventre de
l'animal sans faire saillir l'abdomen, on pince
alors entre le pouce et l'index de la main gauche
les muscles de l'abdomen, en même temps que
la peau, et l'on enfonce l'aiguille dans ce bour-
relet en la faisant passer entre le pouce et l'index.
Quel que soit le procédé que l'on emploie, avant
de pousser l'injection, il faut toujours s'assurer

que la pointe de l'aiguille est bien dans la cavité abdominale.

Pour cela, on ramène la pointe à plat contre la paroi du ventre et on s'assure, en palpant cette paroi, que la pointe de l'aiguille n'est pas immédiatement sous la peau.

Lorsqu'on a à faire des inoculations de liquides visqueux, de crachats tuberculeux, par exemple, dans la cavité péritonéale, on ne saurait employer la seringue ; il faut alors se servir de la pipette Pasteur. On aspire les crachats dans cette pipette dont on aura cassé l'effilure tout près du corps de la pipette. On fait avec des ciseaux désinfectés une toute petite boutonnière à la peau du ventre, rasée et flambée préalablement en ce point.

Les muscles du ventre apparaissent alors à travers cette boutonnière ; on y enfonce doucement la pipette en faisant un mouvement de vrille. La cassure toujours irrégulière de la pipette fait office de pointe et l'effilure entre dans la cavité abdominale, ce dont on est averti par une brusque cessation de la résistance. On insuffle alors les crachats dans la cavité péritonéale, on cautérise la plaie faite à la paroi musculaire et on fait une petite suture, si c'est nécessaire, avec un fil de soie et l'aiguille de Reverdin.

6. Injections intra-pleurales ou intra-pulmonaires. — Elles n'offrent point de difficultés : il faut raser la peau tout près du creux axillaire et piquer assez haut, dans les premiers espaces intercostaux ; sans quoi l'on s'expose, surtout chez les cobayes, à perforer le diaphragme et à faire une injection intra-péritonéale au lieu d'une injection intra-pleurale.

7. Inoculations par ingestion. — Le procédé le plus simple pour faire ingérer des substances virulentes à des animaux est de mélanger ces substances à leurs aliments, soit en arrosant les aliments avec les cultures de microorganismes, soit en incorporant les microbes dans un milieu solide quelconque, comme une pomme de terre, que l'on fait ensuite avaler à l'animal en expérience.

Ces deux procédés ont été employés, le premier par Pasteur, le second par Koch dans leurs expériences célèbres sur le charbon.

M. Pasteur faisait mâcher par des moutons des épis chargés de cultures de bactéridies charbonneuses. Koch leur faisait avaler des morceaux de pomme de terre creusés d'une cavité dans laquelle il avait placé de la culture de charbon. Cette cavité était recouverte d'un petit couvercle fait avec de la pomme de terre.

On peut porter directement dans l'estomac, à l'aide d'une sonde, la substance que l'on désire faire ingérer. Pour cela, un aide est indispensable. Il s'agit d'un lapin, par exemple. Cet aide doit s'asseoir, maintenir l'animal, en serrant son train de derrière entre ses deux genoux ; de la main gauche, il tient les pattes de devant; de la main droite, les oreilles et la tête. Il est nécessaire, auparavant, de rouler l'animal dans un torchon, de façon que sa tête seule dépasse ; on évitera ainsi d'être égratigné. Pour ouvrir la bouche et la maintenir béante, on prendra simplement deux ficelles ; la première est passée derrière les deux incisives du maxillaire supérieur de l'animal ; ses deux chefs sont réunis dans la main droite de l'aide, main qui tient les deux oreilles et la tête ; la seconde ficelle doit passer derrière les incisives du maxillaire inférieur ; on passe les deux chefs de cette ficelle dans la main gauche de l'aide qui maintient les deux pattes de devant. L'aide ouvre alors, de force, la gueule de l'animal en tirant fortement sur chaque ficelle, et en ayant soin de relever le nez de l'animal tout en lui tenant la gueule ouverte. Si l'on maintient la tête fléchie sur le thorax, on s'expose à entrer avec la sonde dans la trachée. L'opérateur passe alors la sonde dans

l'œsophage (n° 16 pour le lapin, n° 14, de la
filière Charrière, pour le cobaye). Pendant la
durée de l'injection, il ne faut pas laisser
l'animal mâcher la sonde et bien lui maintenir
les mâchoires écartées. Quand on est averti, par
une certaine résistance et par la longueur de
sonde que l'on a fait avaler à l'animal, qu'on est
bien dans l'estomac, on emboîte le bout de la
seringue dans l'orifice supérieur de la sonde et
on pousse doucement l'injection.

**7. Inoculations par les voies respira-
toires.** — L'inoculation par les voies respiratoires est beau-
coup moins usi-
tée que les précé-
dentes ; il faut,
pour la pratiquer
pulvériser les
substances con-
tenant les micro-
organismes que
l'on veut inoculer
dans l'air d'une
chambre ou d'un
récipient clos

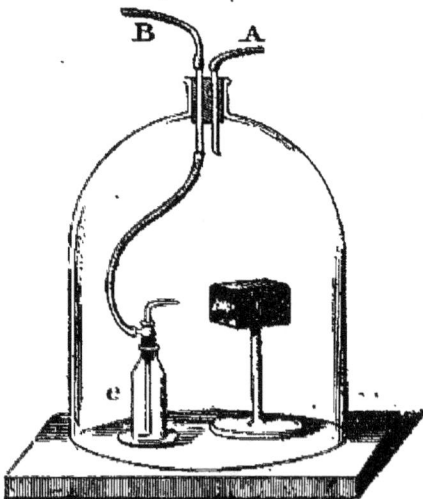

Fig. 57

dans lequel on a placé l'animal en expérience.
Voici un procédé commode qui permet d'ino-

culer un petit animal (lapin, souris ou cobaye) par les voies respiratoires. On place
l'animal sous une cloche en verre percée d'un
trou à son sommet, et reposant sur une platine en verre rodé (*fig.* 57). On bouche l'orifice de la cloche avec un bouchon en caoutchouc
à deux trous. Dans ces trous passent : 1° un tube
de verre A que l'on branche à l'aide d'un tube
de caoutchouc sur une trompe à vide. 2° Un
tube B ouvert à l'air libre à son extrémité supérieure et plongeant par son extrémité inférieure
dans la cloche. Cette extrémité est jointe par un
tube de caoutchouc à un petit pulvérisateur.

Pour faire inhaler à un animal des poussières
en suspension dans un liquide ou une culture
de microbes, on verse avec pureté dans le pulvérisateur, stérilisé préalablement à l'autoclave
avec son bouchon, le liquide à pulvériser.

On relie la tétine du pulvérisateur par un tube
de caoutchouc, à l'extrémité du tube B. On place
l'animal sous la cloche, dont on a bien suiffé les
bords et on fait le vide par le tube A. Il se produit immédiatement une pulvérisation du liquide contenu dans le pulvérisateur. Il est facile
d'imaginer un dispositif pour placer le bec du
pulvérisateur vis-à-vis du museau de l'animal. Il
suffit pour cela de l'immobiliser en le plaçant

dans une boîte d'où sa tête sorte seule. Si les gouttes ainsi pulvérisées sont trop grosses, il suffit, pour y remédier, de faire pratiquer un petit trou à la partie supérieure du tube c de l'aspirateur, tube qui plonge dans le liquide qu'on pulvérise.

On obtiendra ainsi, suivant les dimensions de ce petit orifice, une pulvérisation aussi fine que l'on voudra.

Buchner verse les cultures liquides sur des spores de Lycoperdon giganteum (vesse de loup) et les laisse se dessécher dans une cloche sur le chlorure de calcium, il insuffle ensuite, avec un soufflet, ces spores chargées de matières virulentes dans les cages des animaux à inoculer.

On peut, avec la cloche à vide que nous venons de décrire, employer ce procédé ; il suffira simplement d'enlever l'aspirateur, de mettre un petit entonnoir en B, et de verser les spores de Lycoperdon bien sèches par cet entonnoir ; elles seront entraînées par l'aspiration, voltigeront dans la cloche en verre et seront inhalées dans une certain proportion par l'animal.

En terminant ce chapitre nous indiquerons la *manière de mettre à mort*, sûrement et rapidement, un animal. Pour les lapins et les cobayes, ainsi que pour les oiseaux, on pique le bulbe :

pour cela, on prend, non pas une aiguille à dis-
socier, mais un scalpel à lame très mince et
courte; on cherche avec le doigt de la main
gauche la saillie osseuse qui sépare l'occipital de
l'atlas, et on enfonce le scalpel immédiatement
derrière cette saillie, le plat de la lame étant perpendiculaire à l'axe de la colonne vertébrale. Si
l'on a bien opéré, l'animal doit tomber raide mort.

On peut aussi chloroformer les animaux, si
l'on veut, jusqu'à ce qu'ils meurent.

Enfin, les chiens et les chats pourront être
empoisonnés, presque instantanément, avec la
nicotine. On leur en met deux ou trois gouttes
dans la gueule avec une pipette, entre les gen-
cives et la joue. Ils déglutissent immédiatement,
ont quelques convulsions et meurent en quelques minutes.

CHAPITRE VIII

—

AUTOPSIES

COMMENT IL FAUT RECUEILLIR
LE SANG ET LES LIQUIDES PATHOLOGIQUES

I. SUR LE CADAVRE

L'autopsie d'un animal, mort après qu'on l'a inoculé, doit être faite avec certaines précautions. On devra opérer avec la plus grande propreté, se servir d'instruments qui ont été soigneusement désinfectés et ne jamais loucher avec ses doigts le cadavre de l'animal. Celui-ci devra être attaché sur le dos à une planchette de bois, munie de quatre pitons à ses quatre angles et placée sur un plateau en zinc à bords inclinés qui la contienne entièrement. L'animal devra être absolument fixé et immobile, le ventre bien tendu

par la traction des ficelles qui l'attachent par les
pattes à la planche (*fig*. 58). On découpera avec

Fig. 58

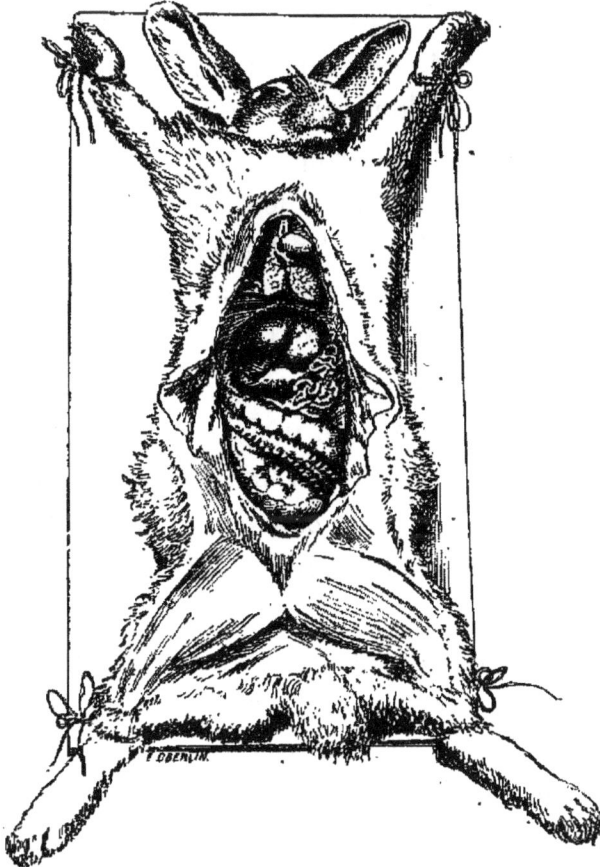

des ciseaux, sur la ligne médiane, depuis le cou
jusqu'à la base de la queue, les poils s'ils sont
trop longs comme dans certaines races de lapins
et chez les cobayes dits « griffons ».

S'il y a une plaie, un abcès ou un chancre

d'inoculation sur la peau, on abrasera tout autour les poils avec le plus grand soin et on contournera la lésion cutanée en incisant la peau. La première incision doit aller du pubis au haut du cou, et n'intéresser que la peau, surtout dans toute la région abdominale. Il faut prendre garde, en effet, de ne pas crever du premier coup les muscles de l'abdomen et les intestins, surtout s'il y a un épanchement intrapéritonéal. L'incision faite, on prend la peau avec les pinces et on la dissèque jusque sur les flancs, de façon à bien découvrir tout le thorax et tout le ventre. Il est bon de faire quatre incisions, aux aines et aux aisselles, parallèles à l'axe des quatre pattes et de rabattre de chaque côté du corps les tabliers de peau qui ont été ainsi libérés et qui pourraient gêner.

On incise ensuite avec précaution les muscles de l'abdomen, de façon à ne pas ouvrir les intestins, et on libère ces muscles en haut et en bas, comme on a fait pour la peau, afin de bien découvrir tous les viscères. Après avoir noté, s'il y a lieu, les différentes particularités macroscopiques qui se présentent, il faut procéder à l'examen bactériologique des viscères et des exsudats. Pour cela, on doit les prélever avec pureté, et sans y introduire de germes étrangers.

1. **Examen du sang du cœur**. — Pour prélever le sang du cœur, la pipette Pasteur est l'instrument le plus commode ; il ne faut pas que son
effilure soit trop mince ni trop longue. Avant de
la plonger dans les cavités cardiaques, on enlè-
vera avec des ciseaux le péricarde et on grillera
avec la lame de platine, chauffée au rouge, le
myocarde, de façon à y laisser une trace blanche.

C'est à cette place, ainsi désinfectée et stérilisée, que l'on devra plonger la pipette. On la
casse donc après l'avoir préalablement passée
dans la flamme, on flambe de nouveau la pointe
et on la plonge franchement dans le cœur. Lorsque les cavités de cet organe ne contiennent pas
de caillots trop volumineux, le sang monte par
capillarité dans l'effilure à une certaine hauteur.
Si le sang ne monte pas immédiatement, on aspire doucement en imprimant à la pipette, sans
qu'elle quitte la bouche, un mouvement de va-
et-vient dans l'intérieur des cavités du cœur. Il
faut prendre garde de ne pas enfoncer la pointe
de la pipette trop loin et de pénétrer ainsi dans
le médiastin postérieur.

Quand on a recueilli une quantité de sang
suffisante, on procède à son examen microscopique, puis à l'ensemencement, et, s'il y a lieu,
à l'inoculation.

L'examen microscopique, à l'état frais, se fait
de la façon suivante : Sur une petite lamelle de
verre de 18 millimètres de côté, on met une
trace de sang. Avant que le sang ne soit desséché,
on place la lamelle sur une lame de verre de
façon que le sang adhère à la lame et à la
lamelle. On procède alors à l'examen microscopique.

Il ne faut pas mettre sur la lamelle que l'on
va examiner une trop grande quantité de sang.
On en met toujours trop : une goutte doit suf-
fire pour faire cinq à six préparations. Nous recommanderons donc de déposer une goutte de
sang sur une lame bien propre, et, avec l'anse
du fil de platine, de prélever du sang dans cette
goutte et l'étaler en stries sur des lamelles. On
pourra pratiquer d'abord l'examen sans coloration ; puis ensuite colorer la préparation, d'après
les méthodes que nous indiquons plus loin.

Gros vaisseaux. — Les artères, après la mort,
contiennent toujours assez de sang pour un examen bactériologique lorsqu'ils sont d'un calibre
assez gros pour qu'on puisse y introduire la
pointe d'une pipette.

On emploiera ici les mêmes précautions que
pour le cœur.

La surface du vaisseau sera brûlée légèrement

au point voulu et l'on aura soin de le maintenir
en place, à l'aide d'une pince flambée et encore
chaude au moment où l'on pratique la piqûre.
La pipette devra être extrêmement effilée et en-
foncée sûrement, car si on fait une déchirure
aux parois de l'arbre, et surtout de la veine, on
est exposé à perdre la petite quantité de sang
qui y est renfermée.

Dans ces cas, au lieu de casser la pointe de la
pipette comme habituellement, il vaut mieux

Fig. 59

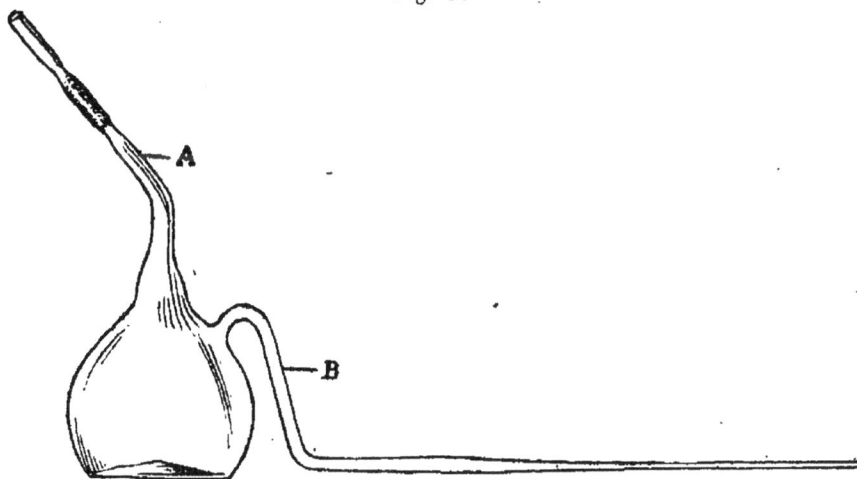

effiler d'abord, à la lampe, l'effilure elle-même
de façon à la séparer en deux parties réunies par
un fil de verre excessivement fin. On cassera ce
fil sans y toucher du côté du corps de la pipette,
et l'on aura ainsi une pointe extrêmement fine
et acérée.

On est parfois obligé de piquer une artère et une veine en différents points avant de pouvoir recueillir une quantité de sang suffisante.

De même que le sang du cœur, les liquides contenus dans les réservoirs naturels, tels que la vessie, seront recueillis avec la pipette (ou avec la seringue de Straus, si l'on désire inoculer immédiatement le sang ou l'urine recueillis). Il ne faudra jamais négliger de cautériser la place où l'on enfonce la pointe de l'aiguille ou la pipette. De grandes quantités de liquide pourront être recueillies avec le ballon Pasteur (*fig.* 59).

2. Examen des exsudats. — Tous les exsudats, tels que ceux de la pleurésie, de la péritonite, devront être également recueillis avec la pipette, immédiatement après qu'on les aura mis en contact avec l'air libre, de façon à se mettre autant que possible à l'abri de toute contamination par les germes de l'air.

On peut conserver ces produits dans la pipette et ne les examiner qu'au bout d'un certain temps ; il faut alors fermer l'effilure dans la flamme. Si, lorsqu'on veut en pratiquer l'examen, le sang ou la fibrine se sont coagulés et que l'on ne peut plus, par insufflation, faire sortir quoi que ce soit de la pipette, il faut procéder de la façon suivante : on casse la pipette, un

peu au-dessus du niveau du liquide, en y faisant
un trait de lime et en appuyant sur ce trait une
effilure de verre rougie au bec de gaz (le charbon de Berzélius est également commode pour
cet usage) ; on peut alors plonger dans le tube,
maintenu horizontal, l'anse de platine, et pratiquer l'examen microscopique ou l'ensemencement.

On peut encore casser l'effilure, avec une pince
stérilisée, et y plonger le fil de platine ; il va sans
dire que, dans ce cas, il faut un fil mince, droit
et non muni d'une anse à son extrémité.

Si l'on veut conserver à l'abri de l'air le sang
ou les exsudats recueillis, on fermera la pipette
en étirant le tube à la lampe d'émailleur entre
la bourre de ouate et le liquide. Il faudra prendre
garde, en fondant le verre, de ne pas trop le
chauffer au voisinage du liquide que l'on veut
conserver.

3. Examen des viscères. — Pour pratiquer
l'examen bactériologique des viscères eux-mêmes,
tels que le foie, la rate ou les reins, la pipette
Pasteur rendra de bons services. On pourra aussi
employer l'aiguille de platine, rigide et épaisse.
Par exemple, si l'on veut ensemencer des frag-
ments de tissu hépatique ou splénique, on devra,
après avoir cautérisé la surface du viscère, y

plonger assez profondément l'aiguille de platine,
préalablement stérilisée sur la flamme du gaz,
et remuer en tournant dans la profondeur. On
recueillera assez de tissu pour pouvoir l'étaler
sur la lamelle de verre (c'est ce qu'on appelle
des « frottis d'organe ») ou pour l'ensemencer.
Dans les autopsies humaines, en particulier, si
l'on veut examiner la rate, le foie et les reins,
dont le parenchyme est assez dur, il faudra employer une forte aiguille de platine d'un millimètre de diamètre ; l'extrémité en sera aplatie
d'un coup de marteau de façon à la terminer en
forme de coin, ce qui facilitera la pénétration de
l'aiguille dans ces tissus résistants. On peut aussi
employer, comme nous l'avons dit, la pipette à
effilure assez forte, ou la seringue, avec lesquelles
on pourra retirer une quantité suffisante de sucs
et de tissus, en leur imprimant un mouvement
de va-et-vient dans la profondeur de l'organe.

II. COMMENT IL FAUT RECUEILLIR LES LIQUIDES PATHOLOGIQUES SUR LE VIVANT

Sang. — On peut recueillir le sang sur le vivant, chez l'homme, de deux façons :

A. Par piqûre du doigt.

B. Par aspiration du sang d'une veine de
l'avant-bras.

A. — La *piqûre du doigt* est un procédé extrêmement simple, qui a été employé par un grand nombre de bactériologistes. Il faut savoir cependant qu'elle expose à des causes d'erreur nombreuses, que nous allons exposer tout à l'heure.

Faire une piqûre aseptique, de façon à ne pas contaminer la goutte de sang que l'on veut recueillir, tel est le but à atteindre. Pour cela, il faut un instrument stérile. La lancette que l'on emploiera sera donc soigneusement stérilisée dans le sublimé, puis flambée au moment de la piqûre. Ceci est très simple. Il n'en est pas de même de la stérilisation de la surface cutanée où l'on va enfoncer la lancette ; ici la stérilisation doit être également absolue. Or, la peau porte à l'état normal, à sa surface, ou dans ses plis et ses dépressions, une quantité considérable de microorganismes. Il est difficile de les détruire complètement en peu de temps, et c'est probablement pour avoir désinfecté trop hâtivement la peau que l'on a commis un certain nombre d'erreurs dans l'examen bactériologique du sang.

Kummel a démontré que les mains d'une personne pouvant passer pour propre dans la vie habituelle n'étaient pas stériles après un lavage de trois minutes de durée, à la brosse, à l'eau

chaude et au savon noir. Pour obtenir un résultat satisfaisant, elles devaient être frottées pendant une minute encore, avec la solution phéniquée à 5 $^0/_0$. Or, on sait qu'à l'hôpital, les mains
des malades sont, en général, fort sales. Il faudra donc opérer de la façon suivante :

Laver à la brosse pendant cinq minutes avec
savon noir et eau chaude. Frotter la peau avec
de la gaze imbibée d'alcool, pour permettre au
sublimé de bien pénétrer. Placer sur l'endroit
que l'on doit piquer un morceau de ouate hydrophile imbibée d'une solution au millième de sublimé. On laissera ce tampon de ouate en place
pendant *dix minutes*.

Laver à l'alcool pour dissoudre et enlever les
traces de sublimé qui peuvent rester sur la peau.

Faire un dernier lavage à l'éther pour enlever
les dernières traces d'alcool.

Flamber la lancette et piquer. On opère soit
à la pulpe du doigt, soit sur la face dorsale de la
seconde phalange.

On recueillera le sang avec le fil de platine ou
bien avec la pipette.

Malgré toutes les précautions, il peut rester,
dans certains cas, à l'orifice des glandes de la
peau, des germes à l'état d'unités isolées, qui
pourront être enfoncés par la lancette jusqu'aux

premiers capillaires qu'elle rencontrera, et qui pourront être ramenés sur la goutte de sang que l'on va recueillir, et fausser les résultats de la recherche. La pression exercée sur le doigt facilite encore la souillure du liquide que l'on va ensemencer. De plus, le sang est aussi exposé à être contaminé, fut ce pendant un laps de temps très court, par les germes de l'air, si nombreux dans une chambre de malade et surtout dans une salle d'hôpital.

Pour parer à ces inconvénients, on a proposé de laisser un pansement au sublimé pendant vingt-quatre heures ou même de piquer la peau à travers une mince couche de collodion. Enfin, au lieu de piquer la pulpe du doigt, où la peau est épaissie et creusée de sillons, on a conseillé de piquer le lobule de l'oreille où la peau est plus fine et la piqûre moins douloureuse.

Weichselbaum a conseillé d'employer les ventouses scarifiées pour obtenir une quantité considérable de sang, ce qui est indispensable dans la recherche du bacille de la tuberculose. La longueur des incisions rend ici les causes de contamination encore plus grandes.

Le manuel opératoire qui donne le plus de sécurité est l'aspiration directe dans la cavité d'une veine superficielle (Straus).

B. *Aspiration du sang d'une veine de l'avant-bras*. — Ce procédé a l'avantage d'être plus sûr que le précédent au point de vue des causes d'erreur. Il a, de plus, celui de donner des quantités de sang beaucoup plus considérables, ce qui est inappréciable dans la circonstance, le sang ne contenant, en général, quand il est infecté, qu'un petit nombre de germes difficiles à mettre en évidence. De plus, la prise de sang ne se fait pas au contact de l'air, et la peau fine du coude est bien plus facile à désinfecter que la pulpe du doigt.

Voici comment il faut opérer : « Le bras du malade est serré au dessus du coude par une bande, comme pour l'opération de la saignée. On peut faire contracter le poing du malade pour faire saillir les veines. La peau du pli du coude est soigneusement désinfectée. On pique la veine, avec la seringue de Straus préalablement stérilisée par ébullition, la pointe de l'aiguille dirigée dans la direction de la main, et on aspire le sang dans la seringue. Celle-ci remplie, ou défait la bande qui serre le bras, on retire l'aiguille de la veine et on referme le point de la piqûre avec un peu de collodion ».

Rate. — Pour ponctionner la rate, on fera coucher le malade sur le flanc droit. On stérili-

sera la peau avec minutie, on déterminera la ma-
tité avec soin et on ponctionnera après avoir prié
le malade de suspendre sa respiration, afin d'éviter les mouvements de l'organe, et sa déchirure
possible suivant les conseils de M. Cornil.

On ponctionne avec la seringue de Straus et
l'on recueille ainsi, en général, une ou deux
gouttes de sang, pas davantage.

Poumons. — On recueillera de la même façon
le suc pulmonaire, après désinfection soigneuse
de la peau, en plongeant l'aiguille au niveau des
portions hépatisées.

Urine. — On peut, sur le vivant, recueillir
l'urine de deux façons : l'une consiste à aller la
chercher directement dans la vessie. Pour cela,
on stérilise soigneusement des sondes à l'autoclave, on aseptise le méat, en laissant tremper le
gland dans une solution au deux millième de
sublimé pendant dix minutes. On nettoie le
méat avec l'alcool et l'éther et on sonde le malade en ayant soin de recueillir l'urine dans un
récipient stérilisé.

Il faudra préalablement, ainsi que le conseille
Enriquez, introduire dans la lumière de la sonde,
avant la sortie de l'urine, un fil de platine stérilisé, avec lequel on ensemencera un tube témoin
afin de vérifier l'asepsie de la sonde.

La seconde méthode, qui a été conseillée par M. Duclaux et employée par Enriquez, consiste à stériliser le méat et la partie antérieure du canal de l'urèthre, puis à faire uriner le malade, en recevant dans un tube stérilisé les dernières portions du jet de l'urine, les premières portions pouvant être contaminées par les saprophytes qui existent normalement dans la fosse naviculaire et dans tout l'urèthre antérieur.

Autres produits pathologiques. — Les autres exsudats liquides, tels que les sérosités pleurales, péritonéales, seront recueillis avec les mêmes précautions à l'aide de la seringue de Straus.

Fausses membranes. — Pour recueillir des fausses membranes dans la bouche des malades, par exemple, on emploiera les écouvillons de ouate décrits précédemment. On en retire un, du tube où il est contenu, et on introduit ce petit pinceau dans le pharynx en ayant soin de ne toucher ni les joues, ni la langue, ni le palais.

On essuie, en faisant tourner légèrement le pinceau entre ses doigts, les amygdales et les piliers, en le chargeant de l'exsudat qui couvre la muqueuse. Puis, on le replace dans un tube à essai stérile tout chargé, et on peut ainsi le transporter au laboratoire sans crainte de contamination. On fera ainsi autant de prélèvements qu'on voudra, en se servant de plusieurs pinceaux.

Au laboratoire, on secoue fortement dans un tube de bouillon le pinceau pour le dépouiller des particules solides qu'on a recueillies, et c'est avec ce bouillon ainsi ensemencé que l'on procédera à l'examen microscopique, aux ensemencements et aux inoculations.

On pourra également se servir d'un fil de platine, assez rigide pour ne pas se ployer lorsqu'on le promène à la surface des amygdales. Tous les autres exsudats solides devront être recueillis de la même façon.

CHAPITRE IX

—

EXAMEN MICROSCOPIQUE
COLORATIONS

1. Examen microscopique. — Les microbes exigent, pour être étudiés commodément sous le microscope, des grossissements considérables, variant de 200 à 1 500 diamètres. Le microscope dont on veut se servir pour examiner les microbes devra être muni des trois objets suivants :

1° Un objectif à immersion homogène, à huile.

2° Un condensateur Abbe.

3° Un diaphragme iris.

Ce diaphragme n'est pas absolument indispensable, mais il est extrêmement commode.

Nous renverrons pour la description de ces trois appareils aux catalogues des opticiens [1]; nous parlerons seulement de leur emploi.

Pour se servir de l'*objectif à immersion*, la préparation étant placée sur la platine du microscope, on dépose une goutte d'huile de cèdre, au centre de la préparation, sur la lamelle couvre-objet, et on amène doucement la lentille frontale au centre de cette goutte. On place alors son œil sur l'oculaire et on met au point avec la vis micrométrique. (Il ne faut pas employer indifféremment, avec un objectif à immersion, telle ou telle huile, mais bien celle qui a été fournie par le fabricant). Quand on a fini de se servir de l'objectif, il faut soigneusement essuyer avec un linge très fin (batiste) l'huile de cèdre qui y adhère, puis passer, avec le même linge et en frottant doucement, une goutte de benzol; sans cette précaution, l'objectif se détériorerait rapidement. De plus, il faut toujours le remettre dans son étui en cuivre, que l'on vissera soigneusement, et ne jamais le laisser à demeure sur le tube du microscope, car les vapeurs acides qui

---

[1] BEAUREGARD. — *Le microscope et ses applications.* Encyclopédie scientifique des Aide-Mémoire. Masson et Gauthier-Villars, éditeurs.

existent dans l'air de tous les laboratoires, suffi-
raient à le mettre rapidement hors d'usage.

Le *condensateur* Abbe qui se place sous la
platine, à l'aide de dispositifs de constructions
variables, plus ou moins commodes, ne devra
s'employer que pour les préparations colorées.
Les microbes non colorés ne donnent aucune
image, avec l'éclairage Abbe, sauf si l'on rétrécit
fortement avec le diaphragme iris. De plus, il
faut toujours se servir du miroir plan avec le
condensateur Abbe.

Le *diaphragme iris* est un appareil extrêmement ingénieux qui permet, à l'aide d'un simple
bouton, de rétrécir ou d'augmenter le faisceau lu-
mineux que le miroir du microscope envoie sur
la lentille frontale. On devra se servir du diaphragme avec les préparations peu ou point
colorées. En rétrécissant le diaphragme, les
microbes qui n'ont pas bien fixé la matière
colorante, apparaissent avec beaucoup plus de
netteté ; moins la préparation est colorée, plus il
faut rétrécir l'iris. Ce diaphragme, inutile pour
les préparations bien colorées, est donc indispensable dans l'examen de microbes étudiés à l'état
frais ou à l'état vivant, sans coloration, lorsqu'on
se sert de l'éclairage et de l'objectif à immersion
à huile.

Cultures sous le microscope.

Nous avons déjà indiqué comment on faisait une préparation à l'état frais ; nous dirons maintenant quelques mots sur les procédés à employer pour la culture sous le microscope.

Si l'on veut se rendre compte du développement d'un microbe en l'observant d'une façon continue, pendant plusieurs heures ou plusieurs jours, on emploie une *chambre humide* (culture en cellules) dont il existe différents modèles.

Koch employait le procédé de la gouttelette suspendue pour observer la sporulation de la bactéridie charbonneuse, en dehors de l'organisme vivant. C'est une lame ordinaire creusée d'une cupule. On place la lamelle sur laquelle on a déposé une goutte de la culture que l'on désire examiner, sur cette cupule, et on lute avec un peu de vaseline pour empêcher l'évaporation. Il va sans dire que lames et lamelles ont été stérilisées à la chaleur sèche, auparavant, dans une plaque de Petri mise au four Pasteur.

Cette méthode n'est pas des plus commodes : certaines parties de la goutte peuvent être d'un examen difficile, à cause de la brièveté du foyer de l'objectif. La chambre humide de Ranvier remédie à cet inconvénient. C'est une lame de verre creusée à son centre d'une rainure profonde circonscrivant un disque rond, dont la surface est inférieure de $\frac{1}{10}$ de millimètre à celle de la lame. La goutte de culture est placée sur cette partie centrale et les bords de la rainure garnis de vaseline ; on applique alors la lamelle, en appuyant un peu, et la goutte se trouve herméti-

Fig. 60

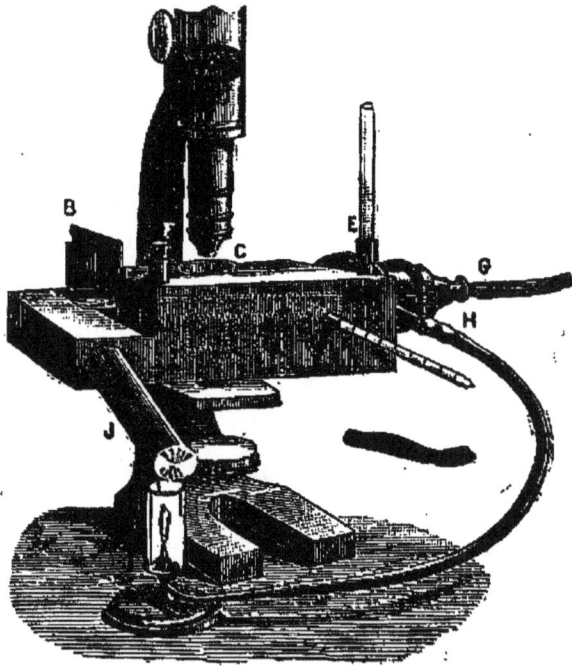

quement isolée entre deux surfaces planes parallèles, la rainure servant de chambre à air.

Si la température de la chambre est trop basse

pour le développement du microbe que l'on étudie, on pourra employer avec avantage l'ingénieuse platine chauffante de M. Vignal, dont nous
donnons ici un dessin (*fig.* 60). Elle se règle
avec un régulateur de d'Arsonval, de la façon
que nous avons décrite au chapitre des étuves,
et donne de bons résultats ; elle se place sur la
platine du microscope.

Si l'on n'a point de chambre humide de Ranvier, il est facile d'en faire une, ainsi que le conseille M. Salomonsen, en découpant un carré
dans un morceau de carton assez épais ; on colle
ce carton sur une lame, on le recouvre d'une lamelle puis d'une autre lame, on ficelle le tout et
on stérilise à l'autoclave. On s'en servira comme
de la lame de Koch ou de celle de Ranvier.

2. Colorations. — Les microorganismes fixent
énergiquement certaines couleurs d'aniline ;
c'est Weigert qui a fait cette importante décou-
verte ; Ehrlich a distingué dans les couleurs
d'aniline les couleurs acides et les couleurs basiques.

Couleurs d'aniline

1° *Couleurs acides.* — Éosine, tropéoline,
fluorescéine, purpurine, acide picrique et pi-
crates, etc.

2° *Couleurs basiques.* — Fuchsine, violet de gentiane, bleu de méthylène, violet de méthyle, violet 5B et 6B, brun de Bismarck, cristal-violet, etc.

Les couleurs acides qui n'ont aucune élection et colorent indistinctement toutes les parties de la cellule ne sont presque pas utilisées en bactériologie. Seules, les couleurs basiques qui ont une élection pour les noyaux des cellules servent couramment pour la coloration des microbes, pour lesquels elles ont une élection remarquable.

On se sert surtout, dans les laboratoires de bactériologie, de la fuchsine, du violet de gentiane, du bleu de méthylène et du violet de méthyle.

On peut employer ces couleurs en solution aqueuse ou hydro-alcoolique. Pour préparer ces dernières, il est bon d'avoir des solutions alcooliques saturées toutes faites, qui ne s'altèrent pas. Quelques gouttes de ces solutions, versées dans un peu d'eau (environ 10 gouttes dans 10 centimètres cubes d'eau), donneront des solutions hydro-alcooliques qui peuvent servir pour colorer la plupart des microbes. Nous recommandons de faire, autant que possible, extemporanément ces solutions hydro-alcooliques. C'est une préparation facile et rapide ; elle est préférable à l'emploi de vieilles solutions aqueuses qui s'altèrent facilement, et doivent, en tous cas, être filtrées chaque fois qu'on s'en sert.

COLORATION ET EXAMEN DES MICROBES

Les microbes peuvent être examinés :

1° Dans les milieux de culture ; dans les liquides ou les exsudats : on fait alors des lamelles.

2° Dans les organes durcis : on les colore dans les coupes de ces organes.

I. COLORATIONS SUR LAMELLES

Matériel nécessaire à la coloration des lamelles

Ce matériel se compose des objets suivants :

1° Lames et lamelles : les *lames* ont 6 centimètres de long sur $2\frac{1}{2}$ de large ; les *lamelles* devront avoir 16 ou 18 millimètres de côté (¹).

_____

(¹) Les lamelles carrées de 16 à 18 millimètres de côté sont très suffisantes comme dimension pour la bactériologie ; ainsi que les lames elles devront être absolument propres et essuyées avec un linge fin, immédiatement avant de s'en servir. On fera bien de les conserver dans un cristallisoir fermé par un verre rodé et plein d'alcool.

2° Une pissette Salet (*fig.* 61).

3° Trois flacons à compte-gouttes, placés dans un support en bois (*fig.* 62), contenant : *a*, le li-

Fig. 61   Fig. 62

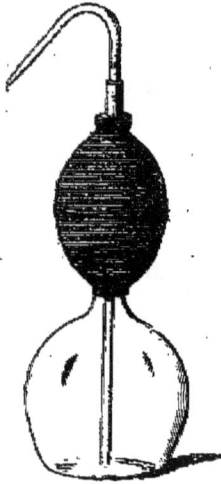 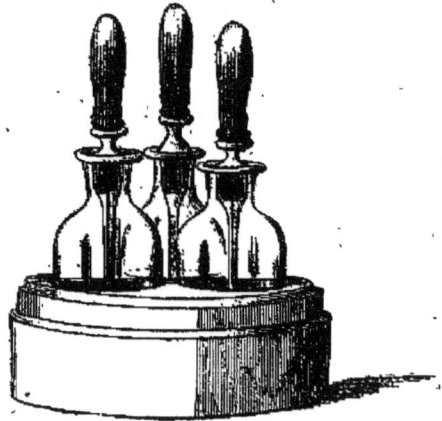

quide de Ziehl ; *b*, la solution de Lœffler ; *c*, une solution hydro-alcoolique de violet de gentiane.

a. Liquide de Ziehl. — Pour le préparer, on prend une éprouvette graduée de 100 centimètres cubes dans laquelle on met :

Fuchsine ou Rubine . . . . 1^{gr}
Phénol. . . . . 5^{gr}
Alcool à 90°. . . . . 10^{gr}

On agite jusqu'à dissolution avec une baguette de verre et on ajoute :

Eau . . . . 90^{cm^3}

Il est bon d'attendre jusqu'au lendemain et de filtrer la solution avant de la décanter dans le flacon à compte-gouttes. Le liquide de Ziehl ainsi préparé doit être d'un rouge foncé. Dans un tube à essais ordinaire, il ne doit pas laisser passer la lumière s'il est transparent, c'est que la fuchsine employée était de mauvaise qualité.

Cette solution est excellente pour toutes les cultures de microbes : elle les colore toutes à froid, en quelques secondes, sauf celle du bacille de la tuberculose.

Elle ne saurait être employée pour les liquides pathologiques, pour les humeurs, sang, pus, etc., car, tout en colorant fort bien les microbes qui y sont contenus elle y détermine des grumeaux, des coagulats, dus à l'action du phénol et qui défigurent la préparation ([1]).

b. *Solution de Lœffler.*

Eau	100^{cm^3}
Potasse	0,01
Solution saturée alcoolique de	
bleu de méthylène	30^{cm^3}

([1]) Néanmoins pour colorer instantanément le pneumocoque avec sa capsule, dans le sang du cœur d'une souris ou d'un lapin mort après l'injection de pneumocoques ou dans les crachats de pneumoniques, le liquide de Ziehl, étendu d'eau, donne particulièrement de bons résultats.

c. *Solution hydro-alcoolique de violet de gentiane.*

Eau distillée stérilisée.	100^{cm^3}
Solution alcoolique de violet de gentiane.	100 gouttes

Solution de Kühne. — Nous indiquerons encore, comme colorant bien les préparations de microbes, la solution suivante :

Bleu de méthylène	1
Phénol	5
Eau	100

C'est, en somme, une solution de Ziehl où la fuchsine est remplacée par le bleu de méthylène.

Avec ces quatre matières colorantes, on peut faire toutes les préparations de microorganismes qui n'exigent pas une technique de coloration spéciale. Quelques petits godets, de cristal ou de porcelaine, seront utiles dans certains cas, pour contenir la matière colorante.

Préparation des lamelles colorées

On peut colorer les microorganismes de deux façons.

1° sans les dessécher.

2° à l'état sec.

1. Examen sans dessiccation. — On place sur la lame porte-objet, *et non point sur la lamelle,* une trace de la culture si elle est solide, ou une goutte si elle est liquide. On ajoute avec l'anse de platine, une trace d'une solution hydro-alcoolique d'une couleur basique d'aniline (formule *c*, p. 144). On recouvre avec une lamelle (la matière colorante servant à faire adhérer la lame et la lamelle) et on examine.

C'est ainsi qu'il faudra toujours procéder, quand on veut savoir si l'organisme qu'on étudie est mobile ou non, et, à plus forte raison, quand on sait déjà que le microbe qu'on désire colorer est mobile.

2. Examen à l'état sec. — On étale sur la lamelle couvre-objet, avec l'anse de platine, une trace de la culture. On laisse sécher à l'air libre (on peut hâter cette dessiccation à basse température en soufflant de l'air sur la préparation, avec une poire en caoutchouc). On prend la lamelle avec une pince en fer [1], le côté enduit de culture tourné vers le plafond, et on passe la lamelle trois fois, rapidement, dans la flamme du bec Bunsen. Cette manœuvre a pour but de coa-

[1] La pince de Cornet est d'un usage particulièrement commode.

guler les matières albuminoïdes et de faire adhérer la préparation au verre ([1]).

On repose la lamelle à plat sur la table, et
avec un compte-gouttes, on met sur la préparation une goutte de la solution colorante ; on la
laisse une à deux minutes, on lave avec la pissette, on essuie la face non colorée de la lamelle
avec un linge fin, on pose la face colorée et hu-
mectée d'eau sur la lame, puis on l'examine au
microscope. La préparation ainsi faite est dite
« montée dans l'eau » ; on ne peut la conserver.

Si l'on désire avoir des préparations durables,
il faut retirer la lamelle de dessus la lame, bien
la dessécher à l'air libre ou à l'étuve, puis, l'eau
étant évaporée complètement, mettre bien au
centre de la préparation, une petite goutte de
baume de Canada dissous dans du xylol (cette
solution de baume se vend toute faite dans des
tubes à couleurs).

([1]) On peut également fixer la préparation sans employer la chaleur. Pour colorer le microbe du chancre
mou, par exemple, on laisse sécher et on fixe par la
solution de Meyer :

Sublimé . . . . 7^{gr}
Eau distillée. . . . . 100^{gr}
Acide acétique cristallisé . . . . . 1^{gr}

Puis on colore avec le violet de gentiane pendant
une demi minute.

On place alors la lamelle sur la lame, en ayant
soin de ne pas emprisonner de bulles d'air entre
les deux verres. Les préparations ainsi faites se
conservent bien pendant six mois. Après ce laps
de temps, elles se décolorent, le xylol dissolvant
les matières colorantes employées [1].

La manière d'opérer, telle que nous venons de la
décrire, s'applique à tous les bacilles en général,
sauf à quelques espèces, comme, par exemple,
à celui de la tuberculose. Nous allons décrire la
méthode de coloration spéciale au bacille de la
tuberculose, ainsi que la méthode de Gram.

Coloration du bacille de la tuberculose. —
On laisse les lamelles, enduites de parcelles de
crachats tuberculeux, ou de culture de tuberculose, pendant vingt minutes à froid en contact
avec le liquide de Ziehl (on fera bien d'employer
ici un petit godet de verre ou de porcelaine qu'on
remplira de ce liquide et dans lequel on immer-
gera les lamelles).

On les retire après vingt minutes [2], on lave à

---

[1] On emploiera le baume dissous dans le xylol de
préférence au baume dissous dans le chloroforme.

[2] En chauffant la matière colorante, contenue dans
une capsule de platine au-dessus d'un bec de gaz, le
bacille de la tuberculose est coloré en deux minutes ;
or, la décoloration se fait de la même façon qu'après
la coloration lente.

l'eau pour enlever l'excès de matières colorantes
et on met la préparation dans l'acide sulfurique
au quart.

Eau. 3
SO^4H^2. 1

Quand on fait ce mélange, surtout si on opère
sur de grandes quantités, il faut toujours verser
l'acide sulfurique dans l'eau et non pas l'eau
dans l'acide, pour prévenir le bris de l'éprouvette et possiblement des brûlures.

On laisse les lamelles dans l'acide pendant
quelques minutes, on les retire, et on les lave
bien à l'eau avec la pissette. Si la couleur rose revient trop foncée, on immerge de nouveau la
lamelle dans l'acide sulfurique. Quand elle est
bien décolorée, on monte dans l'eau et on examine.

Au lieu de décolorer avec les acides minéraux
dilués, sulfurique ou nitrique, on peut employer
le chlorhydrate d'aniline en solution à 2 %. Il
faut laisser la préparation pendant un temps
très court (une à cinq secondes dans le bain décolorant).

L'eau bouillante, au cas où l'on n'aurait pas
d'acides sous la main, peut également servir
d'agent décolorant.

On peut encore, pour colorer le bacille de Koch, employer la solution d'Ehrlich, mais le procédé est plus lent. On laisse la lamelle de douze à vingt-quatre heures dans cette solution ; on décolore avec l'acide nitrique au tiers, en solution aqueuse ou alcoolique, on lave à l'eau et on monte.

Méthode de Gram. — Certains microorganismes traités par cette méthode, ne se colorent point : tels, le choléra, la fièvre typhoïde, le bacillus coli communis, le gonocoque, etc. ; d'autres, au contraire, se coloreront. Cette méthode constitue donc un procédé utile, pouvant servir, dans certains cas, à donner un caractère différentiel.

La méthode de Gram nécessite : la solution d'Ehrlich ; la solution de Lugol ; de l'alcool absolu.

a) Solution d'Ehrlich. — Dans la composition de cette solution entre l'eau d'aniline. Pour faire cette eau d'aniline, on met dans le fond d'un tube à essai trois gouttes d'huile d'aniline, fraîche, c'est-à-dire blanche ou jaune paille, et non brunie par le séjour prolongé à la lumière. On ajoute de 6 à 10 centimètres cubes d'eau. On bouche le tube avec le pouce et on secoue vivement. On filtre l'émulsion ainsi formée : le filtrat constitue l'eau d'aniline. On devra la préparer extemporanément avant de s'en servir.

L'eau d'aniline étant préparée, la solution d'Ehrlich sera obtenue de la façon suivante :

Eau d'aniline	10^{cm^3}
Solution alcoolique concentrée de violet de gentiane.	1^{cm^3}

b) *Solution de Lugol.* — Cette solution est ainsi composée :

Eau	300^{cm^3}
Iodure de potassium	2^{cm^3}
Iode	1^{cm^3}

Pour employer la méthode de Gram, on laisse la lamelle séjourner pendant cinq minutes dans la solution d'Ehrlich, puis, pendant une minute dans la solution de Lugol. On passe ensuite à plusieurs reprises dans l'alcool absolu.

Les microbes qui se colorent par la méthode de Gram doivent rester colorés et résister à l'action décolorante de l'alcool (on peut ainsi colorer le charbon, le pneumocoque, le streptocoque, etc.).

Modification de la méthode de Gram par M. Nicolle. — Coloration sur lamelles. Elle nécessite l'emploi des réactifs suivants :

1°) *Violet de gentiane phénique.*

Solution saturée de violet dans l'al-
    cool à 95°. . . . . 10^{cm^3}
Eau phéniquée à 1 °/₀. . . . . 100^{cm^3}

2°) *Liquide de Gram fort.*

Iode . . . . 1^{gr}
Iodure de potassium. . . . . 2^{gr}
Eau distillée. . . . . 200^{gr}

3°) *Alcool absolu additionné d'un tiers d'acétone.*

4°) Alcool ⎫ *aa*
    Éther ⎭

S'il s'agit d'une culture, l'étaler sur la lamelle d'après les procédés ordinaires. Puis fixer à
l'alcool=éther, verser du violet phéniqué et laisser
en contact quatre à six secondes. Rejeter le violet, et, sans laver, faire agir le liquide de Gram
quatre à six secondes aussi, mais en le renouve=
lant une ou deux fois; décolorer par l'alcool acé=
tone au tiers. Examiner dans l'eau ou monter
dans le baume après dessiccation.

Si l'on a affaire à un produit pathologique,
il est préférable de faire une double coloration.
On fait alors, après la décoloration par l'alcool=
acétone, agir rapidement la solution suivante :

Éosine alcoolique au tiers.

Solution saturée d'éosine à l'alcool	
dans l'alcool à 95°.	50^{cm^3}
Alcool à 95°.	100^{cm^3}

Quand il se trouve, dans un produit pathologique, un *organisme prenant le Gram* et un
organisme décoloré par cette méthode (par
exemple du pus blennorrhagique avec des staphylocoques), on emploiera, après la décoloration par l'alcool acétone, la fuchsine hydro-alcoolique au lieu d'éosine.

Fuchsine hydro-alcoolique.

Solution saturée de fuchsine dans l'al-	
cool à 95°	5^{cc}
Eau distillée.	100^{cc}

Méthode directe de Nicolle. — Cette méthode
est applicable à tous les microorganismes, mais
on doit en réserver l'usage aux bactéries qui se
décolorent par les méthodes de Gram et d'Ehrlich.

Coloration sur lamelles. — S'il s'agit de cultures, faire agir le violet phéniqué une demi-
minute au plus, après fixation à l'alcool-éther.
On lave à l'eau et on examine. S'il s'agit de produits pathologiques, on choisira, suivant les cas,
entre le violet et la thionine, qui définit admira-

blement les contours des organismes et des éléments cellulaires sans jamais surcolorer.

Thionine phéniquée.

> Solution saturée de thionine dans
> l'alcool à 90° . . . . 10^{cm^3}
> Eau phéniquée à 1 %. . . . . . 100^{cm^3}

La coloration par le violet demande quelques
secondes, la coloration par la thionine, une à
deux minutes suivant l'espèce microbienne et
suivant l'épaisseur du produit étalé sur la lamelle.

Pour colorer par cette méthode les capsules du
pneumocoque et du pneumobacille, on colore
d'abord pendant quatre à six secondes avec le
violet de gentiane phéniqué, puis on passe rapidement à l'alcool acétone au tiers.

Coloration des coupes. — Ici la thionine constitue le seul colorant à employer. La coupe est
débarrassée de la paraffine à l'aide du xylol, puis
traitée par l'alcool absolu. On fait alors agir la
thionine une demi-minute ou une minute, suivant le cas. Puis on lave à l'eau, on déshydrate
par l'alcool absolu et on monte dans le baume
après éclaircissement par le xylol.

3. **Doubles colorations.** — Tous ces procédés
ne donnent que des colorations simples : tous les

microbes sont colorés de la même façon que les cellules en bleu ou en rouge, suivant le réactif employé. Voici une méthode qui donne une coloration double, dans les crachats tuberculeux, par exemple.

Méthode de B. Frænkel. — Elle s'applique aux bacilles de la tuberculose et de la lèpre et sert également à différencier les spores charbonneuses du protoplasma des filaments ; les spores devront se colorer en rouge, les filaments en bleu. Dans les crachats, les bacilles de Koch seront colorés en rouge, les saprophytes et les cellules de pus en bleu. Cette méthode est aussi excellente pour colorer les bacilles tuberculeux dans les coupes. Voici en quoi elle consiste :

Séjour de vingt-quatre heures [1] dans une solution d'Ehrlich à la fuchsine.

Eau d'aniline.　.　.　.　.　.　.　.　.　.　1^{cm3}
Fuchsine (solution alcoolique concentrée) .　.　.　.　.　.　.　.　.　.　1^{cm3}

Séjour de une à deux minutes dans la solution suivante [2] :

---

[1] On fera bien de mettre les lamelles immergées dans cette solution, à l'étuve à $37°$ pendant vingt-quatre heures.

[2] Cette solution, dite solution de Frænkel, se conserve indéfiniment.

Acide nitrique pur. . . . . 20^{cm3}
Eau distillée. 30
Alcool à 90° 50
Bleu de méthylène en saturation . 66

Lavage à l'eau, jusqu'à atténuation de la coloration bleue; montage dans l'eau.

Méthode de Möller. — I. Fixer par l'alcool absolu cinq minutes. Ne pas laver ensuite.

II. Faire agir l'acide chromique à 5 % pendant cinq minutes.

Laver à l'eau, vingt-quatre heures pour le charbon, colorer au Ziehl, cinq à six heures à froid, 5″ à 10′ à chaud, puis décolorer, soit par l'alcool absolu (ne suffit pas toujours), ou bien par le chlorhydrate d'aniline à 2 %.

SO^{4}H^2 à 5 %, quelques secondes, puis traiter par l'alcool absolu. Laver et colorer les bactéridies avec un bleu.

Méthode de Mérieux. — On colore par le violet phéniqué. On rejette le violet et on laisse agir quatre à six secondes, en la renouvelant une à deux fois, la solution suivante :

Solution iodo-iodurée d'éosine :

Iode 1
Iodure de potassium 2
Solution saturée d'éosine à l'eau, dans
l'alcool à 90° . . . . 20^{cm3}
Eau distillée . . . . 200^{cm3}

Puis on décolore par l'alcool acétone au sixième.

MÉTHODES DE COLORATION DES CILS

Il est indispensable d'employer des cultures jeunes ayant douze à dix-huit heures seulement de séjour à l'étuve à 37° depuis l'ensemencement.

Méthode de Van Ermengen. — Cette méthode consiste (comme celle de Golgi), à imprégner la matière organique par de l'argent à l'état métallique. Les cils étant fixés de préférence au moyen d'un bain à l'acide osmique ou au tanin, on y provoque un dépôt de particules métalliques en soumettant les préparations à l'action simultanée de corps réducteurs et du nitrate d'argent.

1. — Un premier point, c'est la nécessité où l'on se trouve de ne se servir que de couvre-objets d'une propreté absolue. La moindre trace de matières grasses, de souillures organiques, donne des voiles qui gâtent les préparations.

Pour les nettoyer, on les fait bouillir dans la solution suivante :

Bichromate de potasse	60gr
Acide sulfurique concentré	60gr
Eau	1000gr

On lave ensuite à l'eau plusieurs fois, on passe
à l'alcool absolu et on laisse sécher en position
verticale sous cloche, sans essuyer.

2. — Pour avoir de bonnes préparations, il
faut recourir à des cultures récentes (sur agar,
de dix à dix-huit heures), et diluer les organismes considérablement, de manière à n'en déposer qu'un très petit nombre et à éviter que les
matières organiques dissoutes n'y forment une
couche enrobant les bactéries. La préparation
séchée est passée trois fois par la flamme, en la
tenant entre les doigts.

3. — Le bain fixateur qui a donné les meilleurs résultats est le suivant :

Acide osmique (solution à 2 %). 1 partie
Tanin (solution de 10 à 25 %). 2 parties

On fait bien d'ajouter à la solution de tanin
quatre à cinq gouttes d'acide acétique cristalli-
sable par 100 centimètres cubes.

Ce mélange constitue une sorte d'*encre de coloration* noir bleu foncé. On en dépose une goutte
sur le couvre-objet et on le laisse agir pendant
une demi-heure à froid. A la température de 50
à 60°, il suffit d'un contact de cinq minutes.

4. — Les préparations, après avoir été lavées
très soigneusement dans de l'eau et de l'alcool,

sont plongées ensuite quelques secondes dans un
bain sensibilisateur au nitrate d'argent très peu
concentré de 0,5 à 0,25 %.

5. — Puis, sans laver les lamelles, on les
passe dans le bain réducteur et renforçateur suivant :

Acide gallique.	5gr
Tanin.	3gr
Acétate de soude fondu	10gr
Eau distillée	350gr

Méthode Nicolle-Morax. — Cette méthode est
un perfectionnement de celle de Lœffler. Voici
comment les auteurs conseillent de procéder :

Prendre une parcelle de culture récente sur
gélose et la diluer dans un verre de montre
rempli d'eau ordinaire, de manière à obtenir un
liquide à peine trouble.

Répartir ce liquide avec une pipette à la surface de lamelles propres et fortement flambées
par des passages réitérés dans la flamme chauffante d'un bec Bunsen. On tient ces lamelles par
un de leurs angles à l'aide d'une pince de Cornet. Le liquide étant étalé sur toute l'étendue,
les incliner et aspirer avec la pipette l'excès de la
dilution qui se rassemble au niveau de l'angle
inférieur.

Laisser sécher à l'abri de la poussière.

Déposer à la surface d'un des couvre-objets une grosse goutte d'encre de fuchsine et chauffer une dizaine de secondes sur une petite flamme (flamme veilleuse d'un bec de Bunsen, par exemple).

Lorsque des vapeurs apparaissent, jeter le mordant, incliner la lamelle et faire tomber sur l'angle supérieur le jet d'une pissette pour bien laver la préparation sans détacher la couche de microbes. Recommencer encore deux et trois fois le mordançage et les lavages.

Avoir soin, après chaque lavage, d'essuyer la face inférieure du couvre-objets et l'extrémité de la pince de Cornet sans quoi, lors du mordançage suivant, l'encre de fuchsine s'écoulerait le long de la pince et sous la lamelle.

Colorer en versant la fuchsine de Ziehl à la surface de la préparation et en chauffant une ou deux fois pendant un quart de minute. Laver une dernière fois à l'eau et examiner dans ce liquide si la coloration est réussie, faire sécher la lamelle et monter dans le baume au xylol.

Méthode de Ramon y Cajal. — 1° Placer la lamelle dans la solution suivante filtrée, puis chauffer trois minutes.

Tanin à 20 %	10^{cm^3}
Sulfate ferreux à saturation . . .	5^{cm^3}
Sol. aq. saturée de fuchsine . . .	1^{cm^3}

2° Colorer une à deux minutes dans la solution suivante filtrée :

Eau d'aniline fraîchement faite. .	10^{cm^3}
Sol. aqueuse saturée de fuchsine .	10 gouttes
Sol. de soude caustique à 1 °/₀. .	$10^{m^3},1$

II. COLORATIONS DANS LES COUPES

Les pièces dans lesquelles on veut colorer des microbes devront être recueillies à l'autopsie, avec le plus grand soin. On les divisera en petits cubes d'environ 1 centimètre de côté ; les pièces plus grosses durcissent mal. On les mettra dans des flacons bouchés à l'émeri et remplis d'alcool absolu, en les séparant du fond du flacon par une couche de ouate, ou en les suspendant par un hameçon. De cette façon, toutes les faces du petit cube que l'on met à durcir seront baignées dans l'alcool.

Le durcissement se fait dans un laps de temps de vingt-quatre à quarante-huit heures. Il faut éviter l'emploi de tout réactif durcissant autre que l'alcool absolu, comme par exemple la liqueur de Müller et même l'alcool à 90°.

Les pièces seront coupées au microtome mécanique. Si elles sont bien durcies, l'inclusion dans

la paraffine ou dans le collodion n'est pas nécessaire ; elle est même nuisible, car ces substances
d'occlusion gênent toujours la coloration. Si
pourtant on inclut les pièces, il faudra se servir
de collodion ou de paraffine.

Les coupes devront être *extrêmement minces*.
La minceur est beaucoup plus importante que la
grande étendue des coupes, pour la bactériologie, à l'inverse de ce qui est nécessaire, en his-
tologie, pour bien apprécier la topographie des
lésions. On recueillera les coupes, au fur et à
mesure qu'on les aura pratiquées, dans l'alcool,
et non dans l'eau, puis on procèdera à leur coloration.

1. Coloration simple. — Par cette méthode,
on colore, de la même teinte, les microbes et les
tissus. Voici comment il faut procéder :

1° Laisser séjourner la coupe dix minutes dans
la solution hydro-alcoolique de violet de gentiane, ou de bleu de méthylène.

2° Décolorer par l'alcool à 90° jusqu'à ce que
la pièce redevienne grise.

3° Déshydrater par l'alcool absolu, puis ajouter
une goutte de xylol et examiner au microscope.

Si l'on veut conserver la coupe, on mettra
une goutte de baume entre la lame et la lamelle,
après avoir enlevé le xylol avec un petit mor-

ceau de papier buvard ou de papier à filtre.

Méthode de Weigert. — Cette méthode comporte les opérations suivantes :

1° Plonger la coupe, pendant 10 minutes, dans la solution suivante :

Violet de méthyle 6 B (sol. alc. sat.).   68ᶜᵐ³
Huile d'aniline.   3
Alcool absolu   11

2° plonger la coupe pendant 1 minute dans la solution de Lugol ;

3° sécher à l'air ou sur papier à filtre ;

4° décolorer, jusqu'à disparition de la teinte violette, avec :

Huile d'aniline , ...   2 parties
Xylol.   1

5° éclaircir au xylol, puis examiner ;

6° monter au baume.

2. Colorations doubles. — Ces colorations ont pour but de colorer d'une façon différente, d'une part, les microbes qui se trouvent dans la coupe et, d'autre part, les éléments histologiques qui constituent cette coupe.

On devra colorer le fond avec le carmin boracique de Grenacher, ou le carmin lithiné de

Orth qui sont préférables au picrocarmin et au carmin aluné.

Carmin boracique à l'alcool de Grenacher :

Carmin nº 40.	3
Borax	4
Eau	100
Alcool à 90º	100

Carmin lithiné de Orth :

Solution saturée aqueuse de carbonate de lithine	97,5
Carmin nº 40.	2,5

La méthode des colorations doubles consiste dans les opérations suivantes :

1º Mettre les coupes dans l'une ou l'autre des deux solutions ci-dessus et les y laisser 24 heures,

2º Les retirer et les laver rapidement dans la solution :

Alcool.	100
Acide acétique.	1

3º Les passer rapidement à l'eau.

Le *fond* étant ainsi *coloré*, on procède à la *coloration des microbes* par la méthode de Weigert, ou par la méthode de Gram, en opérant exactement pour les coupes comme pour les lamelles.

Coloration des bacilles de la tuberculose et de la lèpre, dans les coupes. — Pour cette coloration, on emploie la méthode de B. Frænkel, pour les coupes, exactement comme pour les lamelles.

1° On met la coupe pendant 24 heures dans la solution d'Ehrlich à la fuchsine ; les bacilles de Koch s'y coloreront en rouge.

2° On lave à l'eau.

3° On met ensuite la coupe pendant une à trois minutes dans la solution de B. Frænkel, qui colore le fond en bleu.

4° On lave à l'eau jusqu'à atténuation de la teinte bleue.

5° On déshydrate avec l'alcool, on éclaircit avec le xylol et on monte dans le baume.

Coloration des coupes par la méthode de Nicolle. — Les coupes devront être faites après inclusion dans la paraffine et collées sur les lames à l'aide de l'albumine glycérinée de Mayer : le procédé de choix est la triple coloration. On opère comme il suit : débarrasser la coupe de la paraffine à l'aide du xylol. Enlever le xylol par l'alcool absolu. Laisser un quart d'heure dans le carmin de Orth alcoolisé. On ajoute un sixième d'alcool à 95° au carmin de Orth ordinaire ; laver à l'eau. Faire agir le violet phéniqué quatre à six secondes et ensuite le liquide de Gram quatre à

six secondes en le renouvelant une ou deux fois,
décolorer par l'alcool acétone au tiers. Passer
rapidement dans l'alcool picrique. Déshydrater
par l'alcool absolu. Éclaircir par le xylol et
monter dans le baume.

CHAPITRE X

—

ANALYSE DE L'AIR

Les procédés employés pour la détermination
et la numération des germes de l'air sont très
nombreux. L'exposé de tous ces procédés nous
entraînerait trop loin, nous indiquerons seulement les plus importants, renvoyant pour les
détails à la Monographie remarquable de M. Miquel et au mémoire de M. Petri, où l'historique
de la question est traité avec soin.

Les méthodes actuellement employées peuvent, en somme, être ramenées à deux types
fondamentaux.

1° On peut recueillir l'air que l'on veut analyser sur un filtre (coton de verre, amiante,
ouate ou poudres diverses).

2° On peut le faire barboter dans un liquide,
dans lequel on opère ensuite la séparation des
microbes qui se sont déposés.

Les premières recherches précises sur les organismes de l'air sont dues à M. Pasteur; elles sont consignées dans son Mémoire célèbre *Sur les corpuscules organisés qui existent dans l'atmosphère*. M. Pasteur faisait passer, à l'aide d'un aspirateur, de l'air à travers des bourres de coton nitrique; ces bourres étaient ensuite dissoutes dans un mélange d'alcool et d'éther, et donnaient un collodion, laissant déposer, par décantation, les poussières atmosphériques arrêtées au passage. Ce sédiment était examiné au microscope et révélait la présence de spores, de champignons. En outre, en introduisant ces bourres dans un bouillon nutritif dûment stérilisé, M. Pasteur y constata le développement de bactéries et de moisissures. Plus tard, il imagina une méthode plus parfaite, consistant à faire arriver, dans un certain nombre de ballons renfermant du bouillon stérilisé, et dont on cassait la pointe au moment de l'expérience, un volume déterminé d'air; d'après la proportion des ballons qui se troublaient et de ceux qui restaient stériles, on concluait au nombre de germes contenus dans l'air.

La méthode de M. Miquel inspirée de celle de M. Pasteur revient, en dernière analyse, à faire barboter, à travers des ballons à deux tubulures,

une quantité déterminée d'air. Le nombre des
ballons pour chaque essai d'air est d'environ une
trentaine ; et il importe de faire passer, à travers
chacun de ces ballons, une quantité d'air telle
que, sur la totalité de ces ballons placés ensuite
à l'étuve, la moitié seulement se trouble. On
suppose que chacun des ballons troublés n'a reçu
qu'un seul germe, et du nombre des ballons
qui se sont troublés, on déduit le nombre des
germes que renferme le volume d'air ayant traversé tous les ballons. •

Dès que M. Koch eut imaginé la culture sur
milieux solides, il l'appliqua à l'analyse bactériologique de l'air. Une capsule de verre renfermant de la gélatine stérilisée et ayant fait prise,
est exposée, pendant un temps indéterminé, à
l'air, puis on laisse aux colonies le temps de se
développer, on les compte et on les examine.
Utile comme moyen d'orientation, ce procédé ne
peut servir à une détermination précise du nombre des microbes de l'air.

Le procédé de M. Hesse dérivé de celui de
M. Koch constitue un progrès notable. Il consiste à faire cheminer une quantité d'air déterminée à l'intérieur d'un tube de verre, sur la
paroi interne duquel a été étalée et a fait prise
une mince couche de gélatine nutritive. L'air

doit progresser assez lentement à l'intérieur du tube, et celui-ci doit avoir une longueur suffisante pour que tous les germes aient le temps de se déposer.

Les défectuosités de cette méthode en ont fait naître d'autres, parmi celles-ci nous mentionnerons seulement celle de M. Percy Frankland et celle de M. Petri ; toutes deux sont basées sur le principe suivant : employer une bourre filtrante et incorporer ensuite cette bourre à du bouillon gélatinisé. M. Frankland emploie une bourre de coton de verre disposée dans un tube Fig. 63 à essais portant deux étranglements (*fig.* 63). En B et B', sont deux bourres de coton de verre. C'est une bourre de sûreté. L'aspiration se fait en C à l'aide d'un bouchon à un trou et d'un tube de verre qu'on branche sur l'aspirateur de la trompe. Pour se servir de cet appareil, qui est très commode, on place les bourres filtrantes B et B'. On met en A et C deux bouchons de ouate ordinaire et on stérilise au four Pasteur. Au moment de faire l'analyse, on met en C le bouchon muni de son tube, qu'on relie à la trompe, on enlève la bourre et on fait le vide. M. Frankland place les bourres ainsi chargés de

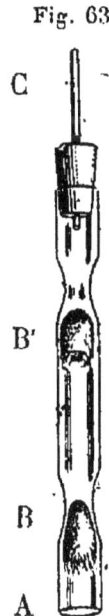

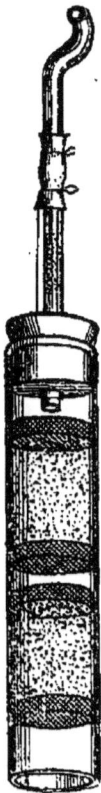

germes dans un ballon de 100 centimètres cubes
avec cinq à dix centimètres cubes de gélatine.
On écrase avec une baguette de verre stérilisée
les bourres, de façon à répartir les germes dans
la gélatine liquéfiée que l'on enroule à
l'intérieur du ballon, à la façon d'un
tube d'Esmarch.

Fig. 64

Ce procédé offre aussi quelques dés-
avantages ; la division complète de la
bourre de coton de verre est difficile
à obtenir, et son mélange avec la gélatine forme une couche laiteuse au milieu de laquelle les colonies sont difficiles à apercevoir.

M. Petri (*fig.* 64), au lieu d'une
bourre de coton de verre, emploie un
double filtre, formé de sable fin, em-
prisonné entre 2 culots de toile de
cuivre à mailles très fines, le tout en-
gagé dans un tube de verre. L'air,
aspiré par une trompe ou une pompe
à main, est obligé de traverser le filtre
de sable, et s'y dépouille de tous ses
germes. Le sable ainsi que les culots
de toile de cuivre sont ensuite répartis dans des
godets de verre et arrosés de gélatine nutritive ;
on compte les colonies qui se développent, comme

dans une culture sur plaques. On trouvera dans le
travail très complet de M. Petri la description mi-
nutieuse de son procédé et la comparaison qu'il en
fait avec les procédés antérieurement employés.
Nous l'avons nous-mêmes appliqué et nous lui
avons aussi reconnu quelques inconvénients ; le
dispositif de l'appareil ne laisse pas que d'être
compliqué, les culots de toile de cuivre devant
être minutieusement calibrés et ajustés pour ne
pas permettre la fuite du sable. Mais, l'objection
principale que l'on peut faire à cette méthode
est la suivante : le passage de l'air à travers
deux filtres de sable fin de 3 centimètres de hauteur chacun, nécessite, pour avoir une vitesse
convenable, une aspiration puissante d'où l'im-
possibilité de recourir à un seul aspirateur, et la
nécessité de recourir à la pompe à main ou à
une trompe.

   M. Miquel a eu l'ingénieuse idée d'employer
des poudres solubles qui ne présentent pas les
inconvénients du coton de verre ou du sable,
lorsqu'on les incorpore à la gélatine. Il emploie
le sucre de canne ou mieux le sulfate de soude
anhydre. Ces deux substances peuvent être pulvérisées et stérilisées sans perdre pour cela leur
caractère hygroscopique. On place ces poudres
porphyrisées dans un tube de verre (*fig.* 65) de

20 centimètres de longueur, bouché par un capuchon de verre rodé *b*. Ce tube est muni à son
extrémité *a* d'un étranglement, en avant et en

Fig. 65   Fig. 66

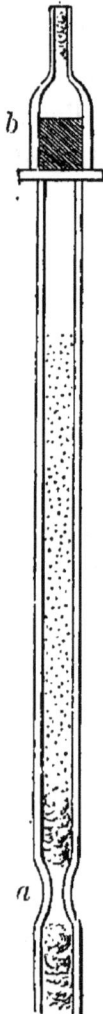
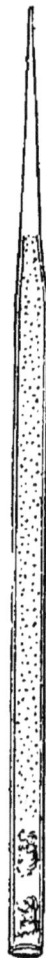

arrière duquel sont deux bouchons de ouate. On fait l'aspiration de *b* en *a*. Il faut tenir le
tube vertical après avoir enlevé
le capuchon de verre.

M. Salomonsen a simplifié
cette méthode en employant
simplement un tube effilé (*fig.*
66).

On incorpore, à de la gélatine fondue, les poudres chargées de germes. Elles s'y dissolvent et ne gênent pas l'examen
ultérieur des colonies.

Appareil de Straus et Wurtz.
— La méthode que nous avons
imaginée, M. le Professeur
Straus et moi, consiste, en dernière analyse, à faire barboter
un volume déterminé d'air à
travers de la gélatine nutritive.
L'idée de recourir à un procédé
analogue avait été déjà plusieurs fois émise. Il existe même

des essais tentés dans cette direction, notamment par M. von Sehlen dans ses recherches sur l'air des régions palustres en Italie ; mais, les résultats ainsi obtenus ont été peu satisfaisants pour plusieurs raisons qui seront développées plus loin, et les procédés basés sur la méthode du barbotage à travers la gélatine nutritive ont été presque universellement délaissés.

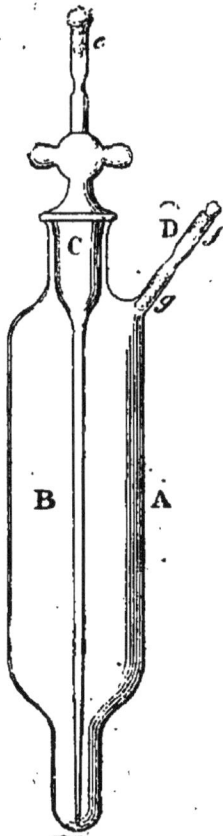

Fig. 67

Notre appareil à barbotage (*fig.* 67) se compose d'un tube de verre A avec un fort renflement cylindrique à sa partie moyenne et mesurant 15 millièmes de diamètre à ses deux extrémités. Ce tube reçoit la gélatine nutritive. Au fond de ce tube plonge un second tube B, de petit calibre, dont l'extrémité inférieure est finement effilée ; à la partie supérieure, il porte un renflement rodé C qui ferme hermétiquement le tube A. Celui-ci porte latéralement une tubulure de dégagement D, munie d'un étranglement pour maintenir les bourres.

Pour se servir de l'appareil, on garnit de ouate l'orifice supérieur *e* du tube B, ainsi que de la tubulure de dégagement D de chaque côté de l'étranglement et on stérilise l'appareil par la chaleur sèche. Après avoir retiré le tube intérieur B, on verse, dans le tube A, 10 centimètres cubes de gélatine liquéfiée à une douce chaleur. On a soin d'ajouter à cette gélatine une goutte d'huile stérilisée ; cette dernière précaution est absolument indispensable, car elle empêche la gélatine de mousser pendant le barbotage et de sortir par le tube de dégagement. Le tout est stérilisé à l'autoclave à 115° pendant un quart d'heure, et l'appareil est dès lors prêt à fonctionner.

On tient, pendant toute la durée de l'opération, l'appareil à la main, pour que la chaleur de la main empêche la gélatine de se solidifier. Par un tube de caoutchouc, on relie le tube latéral D à un aspirateur, puis on enlève la bourre qui ferme l'extrémité *é*. On fait alors fonctionner l'aspirateur à la vitesse voulue, et on fait barboter à travers la gélatine un nombre déterminé de litres d'air. Grâce à la présence de l'huile, les bulles formées par le passage de l'air à travers le liquide sont très fines, et la mousse très peu accusée, quelle que soit la vitesse de ce passage. Il en résulte que l'on peut ainsi faire barboter un volume assez considérable d'air pendant un temps relativement court (50 litres en un quart d'heure). L'opération terminée, on replace la bourre en *e*, puis, en soufflant par la tubulure latérale D, on fait monter, à diverses reprises, la gélatine à l'intérieur du tube A pour entraîner les germes qui ont pu y rester adhérents. Cela fait, on retire la bourre de sûreté *f* et à l'aide d'un fil de platine stérilisé on pousse à l'intérieur du tube A la bourre *g*. On replace la bourre de sûreté et on agite doucement et à diverses reprises l'appareil pour répartir dans la gélatine les germes qui, ayant échappé au barbotage, ont été retenus par la bourre *g*.

On peut alors procéder de deux façons, selon que l'on veut employer la méthode de culture sur plaques, d'après M. Koch, ou que l'on veut utiliser le tube A à la façon d'un tube d'Esmarch.

Dans le premier cas, on aspire par le tube B, gradué à cet effet, 2 centimètres cubes de gélatine que l'on étale sur une plaque ; la gélatine totale donne ainsi cinq plaques. On laisse les colonies se développer et on procède à leur numération, absolument comme cela se fait pour l'analyse de l'eau. En additionnant les colonies développées au bout de quatre à cinq jours sur les cinq plaques, on a le nombre de germes de schizomycètes et de moisissures (susceptibles de se développer sur la gélatine), que renferme le volume d'air ayant traversé l'appareil ([1]).

L'autre procédé est plus expéditif et a l'avantage de mettre à l'abri de toute contamination ultérieure par les germes de l'air. Il consiste à répandre la gélatine, après le barbotage, à la face interne du tube A et à la faire prendre rapidement en plaçant l'appareil horizontalement et en le faisant tourner sous le jet d'un robinet d'eau froide. C'est alors une variante du tube d'Esmarch ; mais, nous donnons la préférence à la méthode des plaques qui permet mieux l'examen des colonies.

Si l'on veut faire une analyse qualitative de l'air, en vue de l'isolement d'un microbe donné, du bacille d'Eberth, par exemple, nous recommanderons la méthode de Frankland qui permet de filtrer commodément des volumes d'air con-

---

[1] Pour que la numération soit absolument rigoureuse, il faut avoir soin de laisser la très petite quantité de gélatine qui reste dans l'appareil faire prise et compter les quelques colonies qui peuvent encore s'y développer. On ajoutera ce chiffre à celui qui est fourni par les plaques.

sidérables. On peut laisser 8 à 10 jours, marcher jour et nuit, au voisinage d'une salle d'hôpital, par exemple, une trompe aspirant l'air à travers le tube de Frankland.

On pourra ensuite placer les bourres dans des tubes contenant un peu d'eau stérilisée et les y laisser séjourner quelque temps, à une température de 0°, dans la glace fondante, en agitant de temps en temps avec une baguette de verre stérilisé. On sèmera cette eau chargée de germes, que l'on décantera avec des pipettes stérilisées, puis la bourre elle-même, dépouillée ainsi le plus possible de ces germes, dans des tubes de gélatine que l'on étalera sur des plaques de Petri. On pourra encore, si l'on veut, additionner l'eau ainsi chargée de germes de diverses substances antiseptiques. L'inoculation de cette eau à des animaux pourra, dans certaines recherches, donner des résultats intéressants.

CHAPITRE XI

—

ANALYSE DE L'EAU, DE LA TERRE ET DES POUSSIÈRES

1. Analyse de l'eau. — L'analyse bactériologique de l'eau peut être quantitative, c'est-à-dire avoir pour but la numération des microbes contenus dans un volume donné d'eau, ou bien qualitative, c'est-à-dire ne porter que sur la recherche de telle ou telle bactérie. Les méthodes que nous allons indiquer permettent d'atteindre ces deux buts par une seule opération.

On peut les distinguer en deux classes, suivant qu'on emploie les *milieux solides*, ou les *milieux liquides*. Nous ne décrirons que la méthode de Miquel, pour les milieux liquides, et celle de Koch, pour les milieux solides.

Règles générales. — Pour procéder à l'analyse bactériologique d'une eau quelconque, il faut

d'abord que cette eau ait été recueillie avec pureté et, autant que possible, immédiatement
avant de l'ensemencer, car l'on sait avec quelle
prodigieuse rapidité certaines bactéries aquatiles
se multiplient dans l'eau, à une température
même assez basse.

Si l'eau que l'on doit analyser est envoyée de
loin, il faudra la faire recueillir

Fig. 68

dans des petites boules en verre.
Pour faire ces boules de verre
on prend une pipette Pasteur,
on y souffle une boule (*fig.* 68)
de 2 centimètres de diamètre
environ tout près de l'effilure,
et on étire le tube immédiatement, pendant que la boule est
encore chaude. Le refroidisse-
ment détermine un vide partiel dans la boule.

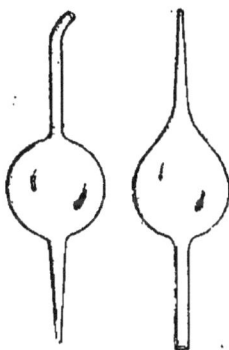

Pour la remplir, on chauffe au rouge l'extrémité d'une des effilures et on la plonge brusquement dans l'eau dont on veut prélever un
échantillon. La pointe se casse, par brusque refroidissement, et l'eau monte par aspiration
dans la boule. On la ferme à la lampe, puis on
la met dans une caisse remplie de glace.

On devra expédier ainsi l'échantillon à analyser
sans que les germes que l'eau contient puissent

se développer. En effet, outre que la pullulation des germes fausserait les résultats de l'analyse au point de vue de la numération de ces germes, s'il existe, en unités peu abondantes dans cette eau, des microbes pathogènes, ils ne pourraient être décelés par l'analyse : la pullulation des bactéries banales empêcherait leur développement.

1. Méthode de Koch. — Pour analyser une eau par cette méthode, il faut :

1° Deux pipettes, de 2 centimètres cubes chacune, graduées en dixièmes de centimètre cube ;

2° un ballon jaugé de 100 centimètres cubes ;

3° des tubes de gélatine, et des plaques de Petri stérilisées, en nombre suffisant.

On stérilise les pipettes et le ballon au four Pasteur, puis on remplit le ballon, jusqu'au trait, avec de l'eau distillée et on le stérilise à l'autoclave pendant 15 minutes à 115°. D'autre part, on fait fondre les tubes de gélatine dans l'étuve à 37°.

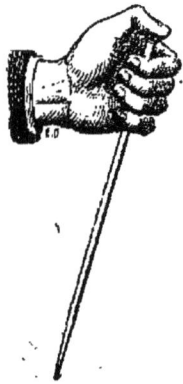
Fig. 69

On casse la boule (décrite précédemment) dans une capsule de platine, préalablement stérilisée, et on prélève, avec une des pipettes, 1 centimètre cube de l'échantillon à analyser. On fait déboucher le ballon par un aide et, tenant l'orifice de la pipette bouché avec le pouce, pour être plus sûr de la manipulation (*fig.* 69), on laisse tomber, dans le ballon, $\frac{1}{10}$ de centimètre cube de l'échan‐ tillon. L'aide rebouche immédiatement le ballon.

On a ainsi une dilution au millième ; c'est dans cette dilution qu'on prélèvera avec la se‐ conde pipette graduée, $\frac{1}{10}$ de centimètre cube que l'on répartit dans un tube de gélatine préalable‐ ment liquéfiée ([1]), de la sorte chaque tube con‐ tiendra $\frac{1}{10000}$ de centimètre cube de l'eau à exa‐ miner ; il faudra donc, quand on aura compté les colonies qui se seront développées sur chaque plaque, multiplier leur nombre par 10 000 pour avoir le nombre de germes contenus dans 1 cen‐ timètre cube de l'échantillon examiné. On agite bien le tube et on verse la gélatine, ainsi ense‐ mencée, sur une plaque de Petri.

On devra faire vingt ou trente plaques de la même façon. On les mettra à l'étuve à 20 ou 22°

([1]) On pourra faire de même une dilution au 100ᵉ si l'eau est très pure. Suivant la richesse de l'eau en germes, on devra faire des dilutions de plus en plus grandes. On peut encore, si l'on veut augmenter le nombre de colonies dans chaque plaque, semer dans chaque tube 2, 3 ou 4 dixièmes de centimètre cube de la dilution primitive au 100ᵉ.

et on surveillera attentivement le développement des colonies ; généralement, il aura atteint son maximum au bout de trois jours.

On procédera alors : à la numération et à la détermination des colonies.

Pour la *numération*, on place la plaque sur une lame de verre quadrillée qui permet de compter systématiquement les colonies, comme on compte les globules dans l'hématimètre.

Si l'on n'a pas de plaque quadrillée, on arrive à un résultat tout aussi bon en traçant avec une plume et de l'encre, sur le fond de la plaque de Petri, un quadrillage, qui n'a même pas besoin d'être très régulier.

On effectue ainsi la numération :

Supposons que sur une des plaques, on trouve trois colonies avec la dilution que nous avons indiquée, il faudra multiplier par 10 000 le nombre des colonies trouvé sur chaque plaque pour avoir le chiffre d'unités microbiennes contenues dans 1 centimètre cube, soit 30 000. On prendra la moyenne de vingt à trente plaques, faites de la même façon, pour avoir un résultat plus précis. Pour éviter les causes d'erreur, dues aux germes de l'air et aux moisissures en particulier, il est bon de faire six plaques avec des tubes de gélatine non ensemencés, plaques dont on ôtera le

couvercle une fois (comme celui des plaques en-
semencées). S'il pousse par exemple, deux colonies en moyenne sur chacune de ces plaques,
on défalquera deux colonies sur chaque plaque
ensemencée.

Il y a avantage à se servir, pour l'analyse de
l'eau, des tubes que j'ai recommandés (*fig.* 37)
et qui sont une modification des tubes d'Esmarch.
On y verse 7 à 8 centimètres cubes de gélatine,
que l'on ensemence à la manière ordinaire, et
que l'on place horizontalement pendant que la
gélatine refroidit. On les coiffe d'une capote
de caoutchouc et on peut les conserver ainsi
pendant le temps voulu. La *fig.* 70 montre

Fig. 70

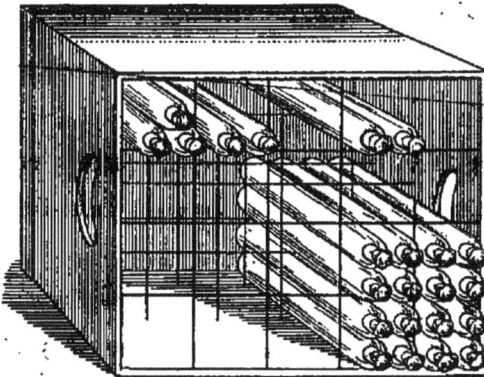

un dispositif commode pour placer à l'étuve à
22° les tubes d'une même analyse d'eau. C'est
une boîte en bois blanc, ouverte d'un côté,

et divisée en compartiments par des fils de fer.

La *détermination* des colonies exige la connaissance approfondie des caractères des colonies
dé chaque microorganisme en particulier. Nous
renverrons pour cela aux ouvrages qui traitent
de l'étude des microorganismes ; nous rappelle-
rons seulement que quand on a cru reconnaître,
avec l'objectif o, une colonie, on la prélève avec
l'anse de platine ainsi qu'il a été indiqué, puis
on l'examine au microscope ; s'il y a lieu, on la
repique ensuite dans les milieux appropriés.

2. Méthode de M. Miquel. — La méthode de
dilution de M. Miquel est beaucoup plus précise,
pour la numération des bactéries, que la méthode de Koch ; mais, pour la recherche de tel
ou tel microorganisme, elle est moins commode.
Voici comment il faut opérer si l'on emploie cette
méthode :

On prépare une centaine de tubes contenant
chacun 10 centimètres cubes de bouillon stérilisé.

Dans un premier tube T_1, on introduit, avec
une pipette, un centimètre cube du liquide à
analyser.

Dans un second tube T_2, on introduit 1 centimètre cube du contenu T_1.

Le tube T_2 contient 11 centimètres cubes ; on

les répartit dans onze nouveaux tubes T_3, T^1_3 T^2_3, etc.

On répartit le contenu du tube T_3 dans onze tubes (T_4 T^1_4, etc.).

Les vingt-deux tubes ainsi préparés, c'est-à-dire tous les tubes manipulés, sauf T_2 et T_3 qui ont été vidés complètement, sont mis à l'étuve pendant quelques jours, ou mieux quelques semaines.

Si le bouillon se trouble dans tous les tubes, il faut répéter l'analyse et pousser la dilution plus loin. Si quelques-uns seulement poussent, on peut calculer approximativement le nombre des germes contenus dans la prise d'essai, d'après le principe suivant :

On suppose que la dilution a été assez faible pour que chaque tube ne contienne qu'un seul germe. D'après M. Miquel, lorsqu'un tube sur deux est resté stérile, les bouillons troublés l'ont été par un seul germe. On voit que cette méthode repose sur une sorte de postulatum, mais elle a donné à M. Miquel des résultats très précis.

M. Miquel pratique actuellement ce qu'il appelle le procédé mixte. Il dilue l'eau à analyser au $\frac{1}{100}$ ou au $\frac{1}{1\,000}$, suivant qu'il suppose l'eau plus ou moins riche en microbes. Cela fait, il l'introduit à la dose de une à deux gouttes dans un flacon conique à large base (environ 9 centimètres de diamètre) dans lequel se trouve de la gélatine sté-rilisée et liquéfiée au bain-marie ; cette gélatine forme, au fond du tube, une couche d'environ 2 millimètres. Une fois les gouttes d'eau intro-duites, il secoue le vase horizontalement pour disséminer les germes et il le met à l'étuve. L'eau étant très diluée, chaque flacon ne contient que deux ou trois germes au plus et on n'a pas à craindre l'envahissement des colonies qui li-quéfient la gélatine. On peut donc, ce qui est un avantage sérieux, laisser longtemps les tubes dans l'étuve à 22°.

Un inconvénient de ce procédé, c'est que la forme du flaçon, qui est conique et à large base, ne permet pas de repiquer facilement les colonies et encore moins de les examiner au microscope.

2. Analyse de la terre et des poussières. — L'examen, au point de vue bactériologique, d'un échantillon de terre, peut porter sur les aérobies ou sur les anaérobies que cet échantillon contient.

Pour les *aérobies*, on emploiera la méthode de culture sur plaques comme nous l'avons in-diquée : dans un tube de gélatine, liquéfié préala-blement, on sème des traces de l'échantillon à examiner.

On fera des plaques de Petri ou des tubes d'Esmarch avec cette gélatine.

Pour séparer les microbes *anaérobies* contenus dans un échantillon de terre, on pourra employer la méthode de C. Frænkel décrite à la p. 76. Enfin, on pourra utiliser, comme moyen de séparation, la chaleur, pour isoler certains microbes déterminés, aérobies ou anaérobies [1].

Nous donnerons comme exemple, le procédé de M. Pasteur pour avoir une culture pure de vibrion septique, organisme anaérobie que l'on sait être des plus communs dans la terre.

Pour l'isoler et l'inoculer à un cobaye, M. Pasteur donne la méthode suivante : on triture avec de l'eau, l'échantillon ; on abandonne le liquide de façon à laisser la terre se déposer et on décante. L'eau trouble ainsi décantée, ne tarde pas à s'éclaircir en laissant un léger sédiment que l'on recueille et qu'on chauffe à 90°, pendant trois à quatre minutes. Ce chauffage tue la plupart des bactéries autres que le vibrion septique.

---

[1] C'est par ce moyen que j'ai pu mettre en évidence, avec M. Lodge, la présence de spores de charbon dans les poussières du plancher d'une fabrique de laine de Bradford.

Pour recueillir les poussières de l'air qui se sont déposées sur les murs ou sur les objets contenus dans une salle, M. Cornet recommande de frotter les murs avec de la mie de pain. C'est cette mie de pain, chargée de germes, qui servira aux inoculations, après qu'elle aura été répartie dans les milieux convenables.

CHAPITRE XII

—

SUBSTANCES SÉCRÉTÉES PAR LES MICROBES

Principales méthodes d'extraction. —
Depuis un certain temps, l'intérêt des recherches
bactériologiques s'est porté, non plus seulement
sur la morphologie et les caractères biologiques
des microorganismes, mais sur l'étude des produits qu'ils sécrètent. C'est dans cette voie que
sont dirigés la plupart des travaux actuels ; nous
donnerons donc brièvement quelques détails de
technique sur ce genre de recherches, qui est
présentement d'un intérêt capital.

La filtration des bouillons de culture a été
la première étape de ces recherches. En dé-
pouillant, par filtration, les liquides de culture
des microorganismes qu'ils contiennent, on peut
déjà expérimenter l'action physiologique, toxique

ou vaccinante du liquide filtré. Nous avons déjà indiqué au Chap. I, la technique à suivre pour filtrer un milieu de culture. C'est à l'aide de cette méthode qu'ont été faites un grand nombre de recherches. Citons seulement les expériences de Salmon et Smith, Charrin, Woolridge, Roux et Chamberland, sur l'immunité conférée par les substances solubles, contre le vibrion septique (Roux et Chamberland), contre le charbon symptomatique (Roux), le V. Metschnikovii (Gamaleïa), contre la fièvre typhoïde (Chantemesse et Widal). Les effets toxiques et physiologiques des produits de culture du Str. Erysipelatis, obtenus par filtration, ont été étudiés par Manfredi Boccardi et Traversa, etc.

Mais, quand on a voulu aller plus loin, quand on a cherché à isoler et à définir, au point de vue chimique, quelle était, dans ces produits filtrés, la substance douée du pouvoir physiologique ou pathogène observé, on s'est heurté à des difficultés presque insurmontables. On peut dire qu'en dehors des produits qui cristallisent, des alcaloïdes (¹), on ne doit accepter qu'avec la plus

---

(¹) Nous citerons parmi les rares travaux qui sont à l'abri de toute objection à ce point de vue, les beaux Mémoires de M. Gautier sur les bases de la putréfaction, bases qui ont été définies et *analysées*.

extrême réserve la nomenclature si variée des corps albuminoïdes isolés depuis trois ans environ, des différents liquides de culture.

Nous nous contenterons donc d'indiquer brièvement, dans l'ordre historique, quels sont les microbes dont on a étudié les produits solubles, et quelle est la nature de ces produits. Puis, nous donnerons rapidement les propriétés générales des corps ainsi trouvés et leurs principales méthodes d'extraction. La technique de quelques opérations de laboratoire, indispensables à connaître pour employer ces méthodes, terminera ce chapitre.

Les produits de sécrétion qui ont été isolés jusqu'à présent des cultures pures, peuvent se diviser en deux classes : les alcaloïdes et les protéides. Certains de ces alcaloïdes étaient déjà connus.

Dans les protéides, on a isolé ou cru isoler les variétés suivantes :

Globuline (Sidney Martin).

Alcali-albumines (Buchner).

Diastases (Roux et Yersin).

Toxalbumines (Brieger et Frænkel).

Albumoses (Hammerschlag, Hankin, Woolridge, Sidney-Martin).

Toxopeptones (Scholl).

Les microorganismes desquels on a isolé ces substances sont, entre autres :

Le *bacille pyocyanique* (Fordos extrait du pus bleu la pyocyanine en 1859, Gessard isole du pus bleu le bacille pyocyanique en 1884).

Le *b. anthracis* : anthracoproteine (Nencki) ; ptomaïnes (Hoffa, Sidney Martin) ; albumoses (Wooldridge, Hankin, Sidney Martin).

Tétanos : cinq alcaloïdes (Brieger) ; une diastase (Kitasato).

F. Typhoïde : un alcaloïde, typhotoxine (Brieger).

Diphtérie : une diastase (Roux et Yersin). Brieger et Frænkel la nomment toxalbumine.

Staph. pyogenes aureus : alcaloïde (Léber) ; diastase (Christmas).

Choléra : base volatile (Pouchet); toxoglobuline et toxopeptone (Scholl).

Bacille de Koch : albumose (Hammerschlag) ; quant à la substance précipitable par l'alcool, isolée de la tuberculine par M. Koch, sa nature est indéterminée ; elle se rapproche des alcali-albumines.

Répétons qu'en dehors des bases, on ne saurait affirmer qu'aucune de ces matières albuminoïdes dont les dénominations mêmes ne correspondent, dans certains cas, à aucun corps chimiquement défini, ait été obtenue à l'état de pureté.

Nous indiquerons maintenant quelques méthodes d'extraction des principales d'entre elles.

1. Mode d'extraction des bases. — La méthode qui suit est celle que préconise M. le professeur Gautier, et dont voici la description :

Méthode de A. Gautier. — Les matières fermentées, les tissus sont broyés et épuisés à l'eau bouillante ([1]). Le bouillon est filtré, et la liqueur privée d'ammoniaque libre par cette légère ébullition, est précipitée par l'acétate de plomb. On filtre et on ajoute au filtrat un léger excès d'acide oxalique, qui acidifie la liqueur et précipite l'excès du plomb. On filtre encore et on évapore pour chasser les acides gras, en ajoutant de temps à autre un peu d'acide oxalique si l'odeur d'acide acétique ou butyrique se manifeste dans la distillation. On traite alors la liqueur par un lait de chaux très clair, de façon à enlever la majeure partie, mais non la totalité de l'acide oxalique libre ; enfin, on concentre, s'il le faut, dans le vide, à l'état de sirop épais ; celui-ci est repris par l'alcool à 98° centésimaux qui dissout les oxalates des bases ; l'alcool est

_____

([1]) S'il s'agit de bouillon de culture, on les portera simplement à l'ébullition.

évaporé et l'extrait sirupeux, délayé dans un peu
d'eau, est broyé avec son poids d'un mélange de
deux parties de craie et de deux parties de chaux
éteinte en poudre. On chauffe à 35 ou 40° tant
qu'il se dégage de l'odeur d'ammoniaque et en
recueillant, s'il le faut, les alcaloïdes volatils,
puis on épuise par l'alcool à 83° centésimaux
bouillant qui dissout les alcaloïdes. On précipite
de cet extrait une trace de chaux par l'acide
oxalique, on sature l'alcool par l'acide chlorhydrique et l'on évapore dans le vide sur la chaux
éteinte. On obtient ainsi les chlorhydrates des
bases cherchées.

Pour les séparer, on précipite par le chlorure
mercurique les bases précipitables par ce réactif,
en attendant vingt-quatre heures. Après ce
temps, la liqueur filtrée est privée de mercure
par H^2S ([1]). Elle contient les chlorhydrates des
autres bases qu'on dissout dans l'alcool absolu,
qui laisse quelques chlorures alcalins qu'on peut
transformer en sulfate, et qu'on sépare ensuite

([1]) Ce précipité mercurique peut contenir plusieurs
familles d'alcaloïdes qu'on sépare après avoir enlevé
le mercure par H^2S en précipitant la liqueur un peu
concentrée successivement : 1° l'acétate de cuivre à
froid, 2° l'acétate de cuivre à chaud (bases xantiques)
3° non précipitables par ce réactif.

généralement, soit par distillation en présence
de magnésie (alcaloïdes volatils et fixes), soit à
l'état de chloroplatinates solubles et insolubles,
soit par les réactifs ordinaires des alcaloïdes.

Le résidu calcaire ci-dessus, d'où l'alcool à 83°
centésimaux a extrait les bases libres, peut
quelquefois contenir des bases fixes.

On l'acidule faiblement d'acide oxalique et on
le reprend par l'eau bouillante. On neutralise
par quelques gouttes d'eau de chaux, on filtre et
on évapore ; les bases peu solubles dans l'alcool
restent comme résidu.

Presque toutes les ptomaïnes précipitent par
l'acide picrique et par les réactifs généraux des
alcaloïdes. Pour leur classification, leurs propriétés générales et leurs réactions, nous ren-
voyons aux traités de chimie et en particulier à
celui de M. Gautier (*Cours de chimie*, t. III,
p. 264 où se trouve la méthode que nous venons
de décrire).

**2. Modes d'extraction et caractères des
Protéides.** — Le mot de protéides est syno-
nyme de matières albuminoïdes. Ces corps ap-
partiennent tous, sauf les peptones, à la classe
des colloïdes, et ne dialysent pas. Celles qui ont
été isolées jusqu'à présent des produits micro-
biens sont les :

Globulines. — Insolubles dans l'eau, solubles dans les alcalis et les acides dilués et dans les solutions étendues de chlorure de sodium ainsi que d'autres sels neutres.

Elles précipitent par le sulfate de magnésie *en poudre et en léger excès.*

Albuminates. — (Acide et alcali-albumines). Insolubles dans l'eau et dans une solution diluée de sel marin, solubles dans les alcalis et les acides étendus.

Voici quelle méthode Buchner employait pour extraire cette protéine des cadavres de bac-téries. Il les faisait digérer dans une solution de potasse à $\frac{5}{1\,000}$ (méthode de Nencki pour la my-co-protéine). La substance extraite est une matière albuminoïde appartenant à la classe des caséines (alcali-albumine). Elle se dissout dans les acides concentrés, dans les alcalis dilués d'où elle est précipitable par les acides dilués. Elle supporte sans décomposition une chaleur élevée et prolongée. Elle donne les réactions xantho-protéiques du réactif de Millon et la coloration violette avec l'acide acétique glacial et l'acide sulfurique concentré. Elle n'est pas précipitable par la chaleur ni par le chlorure de sodium concentré. Elle est précipitée par le sulfate de magnésie, le sulfate de cuivre, le chlorure de

platine, le chlorure d'or, les sels de plomb,
l'acide picrique, l'acide tartrique et par l'alcool
absolu.

Cette substance se rapproche beaucoup de l'an-
thracoprotéine préparée par Nencki et Eyrmont.

Toxalbumines. — Insolubles dans un excès
de sulfate d'ammoniaque en poudre, ajouté au
liquide qui les contient en solution à froid, les
toxalbumines s'altèrent à chaud et sous l'influence des moindres quantités d'alcalis, d'acides
et de sels métalliques lourds.

Quand on veut séparer à la fois les ptomaïnes
et les toxalbumines, après avoir précipité ces
dernières comme on vient de le dire, on filtre la
liqueur, on l'évapore dans le vide et on la reprend par l'alcool à 75° centésimaux bouillant
qui laisse insoluble la majeure partie du sulfate
d'ammoniaque et dissout les sulfates de ptomaïnes. On évapore cet alcool, on dissout le
résidu dans l'eau et on continue par la méthode
d'extraction des ptomaïnes, indiquée plus haut
(p. 193).

Albumoses (propeptones). — Les corps que
l'on a nommés albumoses ou propeptones et qui
se forment durant la digestion, sous l'influence
du suc gastrique ou de la pepsine chlorhydrique,
sont intermédiaires entre les acidalbumines et

les peptones. Elles ne précipitent pas par la
chaleur ; elles sont généralement solubles dans
l'alcool froid ou chaud de 5o à 73° centésimaux.
La plupart précipitent par le sulfate de magnésie
et le sel marin en poudre et en excès. Elles sont
précipitées, mais non rendues insolubles ou coa-
gulées par l'alcool fort. Elles donnent la réaction
rose du biuret. Elles précipitent par l'acide nitrique à froid, ce précipité se redissout à chaud.

Voici la méthode qu'emploie Hankin pour extraire des cultures de charbon, les albumoses
qu'il a isolées.

A une solution au millième de bouillon Liebig, stérilisée, on ajoute une certaine quantité de
fibrine pure ; on stérilise de nouveau en chauffant
à 100°, à intervalles répétés, pendant peu de temps
chaque fois. Si l'on chauffait trop longtemps, on
peptoniserait la fibrine. On sème le sang d'un
animal charbonneux et on laisse le tout à la
température ordinaire pendant une semaine,
puis on extrait l'albumose. Si le ballon est placé
à l'étuve à 37°, la transformation de l'albumose
en peptone se produit beaucoup plus vite. On
acidule avec l'acide acétique et on sature par le
sulfate d'ammoniaque, en poudre et en excès. Il
se précipite de l'albumose ; on la dialyse après
l'avoir additionnée de quelques gouttes de

thymol, et on place le boudin de dialyse dans un cristallisoir plein d'esprit de bois. Il n'est pas nécessaire de changer cet alcool méthylique. En une nuit, dit Hankin, j'ai réduit à 100 centimètres cubes une solution de 400 centimètres cubes d'albumose, à la température ordinaire. La solution concentrée est précipitée par l'alcool absolu. Pour précipiter les diastases qui pourraient agir sur l'albumose, Hankin, d'après le procédé de Cohnheim, ajoute à sa solution d'albumose de l'eau de chaux. En ajoutant une solution d'acide phosphorique, il se produit un précipité gélatineux de phosphate de chaux qui précipite les diastases. On filtre et on a une solution pure d'albumose.

Chacune des matières albuminoïdes donne une ou plusieurs albumoses au cours de sa peptonisation.

Diastases. — Solubles dans l'eau, dans la glycérine. Insolubles dans l'alcool. Précipitent par le sulfate d'ammoniaque en poudre et en excès.

Elles sont éminemment altérables par la chaleur et par la lumière ([1]). On peut les préparer :

([1]) Il est bon de noter que certaines de ces diastases sont d'une fragilité telle que l'action de l'alcool peut les détruire ou atténuer notablement leur action physiologique.

1° Par précipitation par l'alcool ;

2° par entraînement (phosphate de chaux ou alumine) ;

3° par digestion avec la glycérine et précipitation par l'alcool ;

4° par précipitation à l'aide du sulfate d'ammoniaque en poudre, en excès, puis on dialyse pour enlever ce sel.

3. Technique à suivre pour isoler une de ces substances. — Les opérations chimiques, à exécuter pour isoler dans un bouillon de culture les substances que nous venons de décrire brièvement, sont en petit nombre. Pour les exécuter il faut savoir :

Évaporer dans le vide ;

dialyser ;

faire une précipitation.

Nous allons donner, d'une façon résumée, les indications nécessaires.

1° **Évaporation dans le vide.** — Pour distiller une culture à basse température sans chance de contamination, l'appareil à distiller les liquides mousseux de M. Gautier rendra les plus grands services. C'est un appareil à distiller ordinaire représenté par la *fig.* 71.

Il est composé d'un bain-marie, d'un ballon et d'un réfrigérant de Liebig. Un flacon C, muni

d'un bouchon à deux trous, reçoit l'extrémité
inférieure du réfrigérant et un tube qui commu-
nique avec la trompe par le tube D. Le bouillon
de culture est aspiré dans le ballon par l'intermédiaire du tube A, qui plonge dans le milieu
de culture, la rapidité de l'aspiration sera gra-

Fig. 71

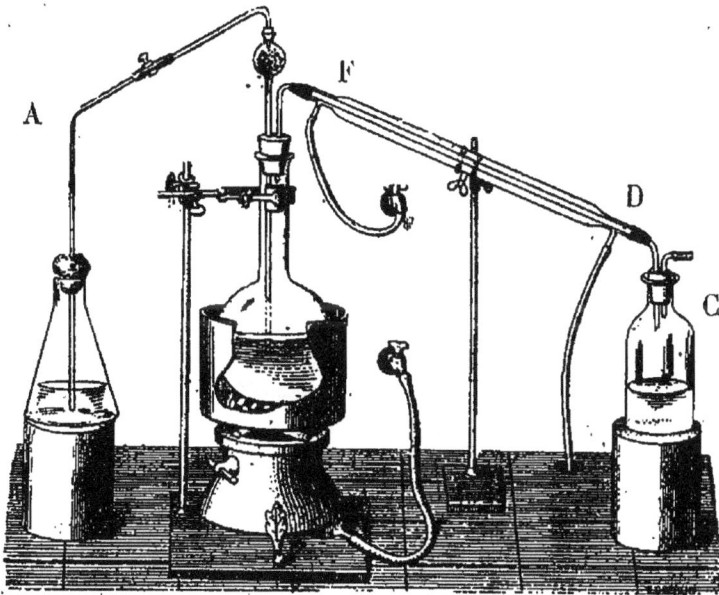

duée à l'aide du caoutchouc et de la pince de
Mohr. Le renflement F, où arrive le liquide,
sert à empêcher la mousse de se former à l'intérieur du ballon, et de passer à la distillation.
La mousse se forme dans le renflement. Il faut
avoir soin de chauffer et de faire le vide avant
d'introduire une goutte de bouillon dans le ballon.

Le débit devra se faire goutte à goutte. Il est d'ailleurs facile de le régler avec la pince de Mohr.

M. Guinochet, a récemment imaginé un appareil très commode pour évaporer les liquides de culture à basse température (*fig.* 72). C'est une

Fig. 72

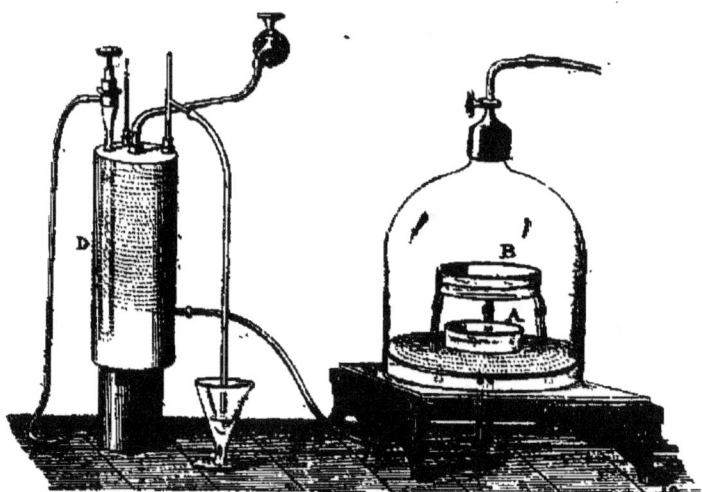

cloche à vide, reposant sur une platine en verre percée, à son centre, d'un orifice par où passe un tube de verre formant à l'intérieur de la cloche une spirale plate sur laquelle on pose le récipient, portant le liquide à évaporer. Un courant d'eau, chauffé à la température voulue à l'aide du bain-marie, permet d'obtenir une évaporation en peu de temps.

En B est un cristallisoir plein d'acide sulfurique.

2ᵉ Dialyse. — Dialyseur ordinaire (*fig.* 73 et 74).

Le dialyseur ordinaire se compose d'un cris-tallisoir contenant de l'eau distillée, et d'un cylindre de verre fer-mé par un tambour en papier parchemin, où l'on place la sub-stance à dialyser; on

Fig. 73

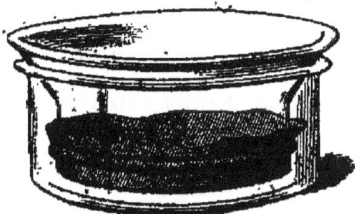

commence par s'assurer que le papier parche-min ne contient pas de trous. Pour cela, après avoir découpé un morceau de gran-deur suffisante, on le place sur du pa-pier à filtre gris, et on le mouille abon-damment avec une éponge. On regarde au bout d'un cer-tain temps si le pa-pier gris n'est pas mouillé. On attache, avec une ficelle, le papier mouillé et

Fig. 74

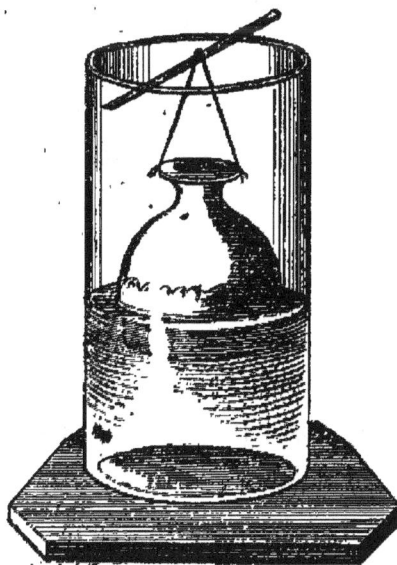

souple autour du dialyseur et on laisse sécher.

.On devra mettre dans le cristallisoir une quantité d'eau telle qu'en posant le dialyseur dans le cristallisoir la surface du papier affleure au niveau de l'eau distillée. Il faut changer l'eau distillée de temps en temps.

Dialyse au boudin (fig. 75). — Ce procédé consiste en l'emploi de cylindres de papier parchemin, que l'on remplit de la substance à dialyser. On les ficelle fortement aux deux bouts, et on les laisse tremper dans un courant d'eau distillée. L'inconvénient de ce dispositif est que le parchemin peut contenir des trous ou des déchirures et qu'il est fort difficile de vérifier l'intégrité du papier.

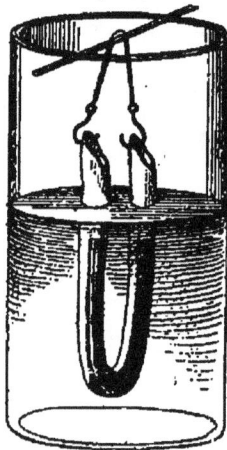

Fig. 75.

Enfin, on peut employer l'appareil suivant, plus spécialement destiné aux recherches bactériologiques (*fig.* 76).

Le dialyseur A a la forme d'un entonnoir ; il est porté par trois cubes de cristal, au-dessus du fond de la cuve B.

Un bouchon de ouate peut fermer son orifice supérieur. La cuve porte deux ajutages, par où passe un courant d'eau distillée.

Cet appareil n'a pas les inconvénients du boudin, il n'a pas non plus ceux du dialyseur ordinaire ; on vé-
rifiera le papier
parchemin avant
de le tendre sur
l'entonnoir. On
peut se débarras-
ser rapidement, à
l'aide de cet ap-
pareil, des sub-

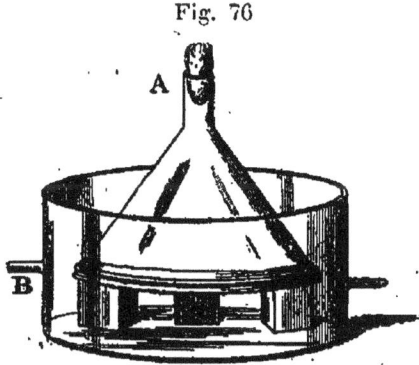

Fig. 76

stances telles que le sulfate de magnésie ou le sulfate d'ammoniaque, qui ont précipité des substances colloïdes. De plus, la forme du dia-lyseur met l'opération à l'abri des impuretés et des germes de l'air.

Appareil à dialyse stérilisable du labora-toire de Straus. — Cet appareil se compose d'un récipient muni d'une tubulure latérale et rodé au goulot.

La pièce qui bouche ce récipient est un cylindre A rodé également au goulot, et qui porte à son extrémité inférieure la membrane de dialyse ; une tubulure latérale permet d'aspirer le liquide que l'on désire soumettre à la dialyse. Le tube A est pourvu d'un petit étranglement et muni à ce ni-veau d'une floche de ouate pour arrêter les germes.

Le récipient extérieur porte également un tube latéral B qui permet d'aspirer l'eau distillée.

Fig. 77

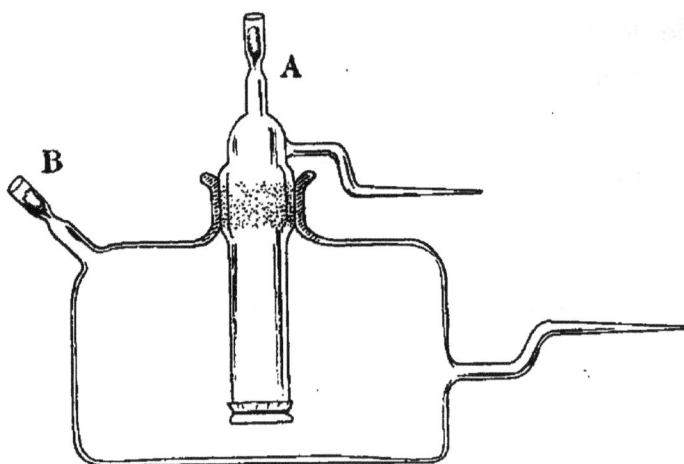

On remplit le récipient extérieur d'eau distillée jusqu'au niveau de la membrane et on stérilise à l'autoclave, puis on introduit avec pureté, par aspiration, le liquide que l'on désire dialyser.

Méthode des sacs. — Rappelons que cette méthode consiste à introduire dans le péritoine d'animaux, de petits sacs de collodion, véritables boudins de dialyse contenant un bouillon de culture d'un microorganisme dont on veut exalter la virulence.

Cés sacs sont assez difficiles à exécuter. Voici un procédé qui, avec de l'habitude, donne de bons résultats. On a devant soi un flacon de collodion, un verre contenant de l'alcool au tiers, un autre verre contenant de l'eau distillée.

Le moule sur lequel on va faire le sac est un petit tube à essai de 9 millimètres de diamètre, bien arrondi à son extrémité inférieure (plus le tube est fin, plus le sac est difficile à faire). On procèdera de la façon suivante : Tremper rapidement, deux fois à une seconde d'intervalle, bien égoutter, et souffler sur le tube jusqu'à dessiccation : Tremper trois ou quatre fois dans l'alcool au tiers, faire évaporer l'alcool par insufflation, puis immédiatement dans l'eau distillée.

On n'a plus qu'à détacher le petit sac de son moule, ce qui exige une certaine dextérité. Pour cela, on affranchit le bord supérieur du sac avec un bistouri ou un couteau bien affilé et on dégage, en tirant et en tournant légèrement avec la main recouverte d'un linge. On remplit ensuite les sacs d'alcool pour empêcher que les parois ne collent au fond du sac, puis on les met dans l'eau distillée, où ils se conservent indéfiniment. On les stérilisera à 120°, dans un récipient plein d'eau. Pour fermer ces sacs her-

métiquement, on a proposé différents procédés.
Un des plus simples et des meilleurs consiste
simplement à les fermer à l'aide de fils stérilisés
dans un verre de montre, et que l'on tient avec
des pinces flambées. On vernit ensuite au collodion. Il va sans dire qu'un aide est indispensable
pour cette petite manœuvre. On peut encore
pincer la partie supérieure du sac à un demi-
centimètre de son extrémité (pince à pression
continue) et on coule de la cire *noire* dans le
godet formé par les parois du sac au-dessus de
la pince. Puis on serre le bout supérieur, on le
replie et on enduit de cire noire.

Voici, pour fermer les sacs, un autre procédé
employé par M. Nocard et qui lui a donné, ainsi
qu'à M. Massol, de bons résultats.

On fait le sac d'après le procédé indiqué plus
haut. Lorsqu'il est détaché, on introduit doucement un tube de verre de plus gros calibre dont
la tranche a été émoussée à la lampe. Ce tube a
été étiré à la lampe et porte un étranglement.

Cette opération faite, on laisse le sac bien sécher à l'étuve ; par la dessication il se contracte
et adhère fortement contre la paroi du tube.
Quand le séchage est parfait on recouvre l'extrémité du sac adhérant au verre, d'une légère couche de collodion pour renforcer un peu le joint.

On introduit alors la culture avec une pipette par l'extrémité effilée du tube embouti dans le sac et l'on ferme l'étranglement à la lampe. Avec un peu de pratique, on obtient de cette façon des sacs absolument étanches.

3. Précipitation. Filtration. — Quant aux autres opérations chimiques, telles que la précipitation et la filtration, elles sont assez faciles et assez connues pour que nous n'y insistions pas davantage. Nous ne saurions donner ici une méthode générale qui permette de faire une analyse immédiate complète d'un bouillon de culture. Il est évident que les matières les plus altérables, les globulines, les diastases, etc., devront être recherchées les premières. On devra donc précipiter par les sels neutres, ou même par l'alcool (si l'on admet que l'alcool ne détruise pas leurs propriétés), toutes les matières protéïques. On divisera ainsi les produits solubles en deux grands groupes, dont l'un renferme les protéides et l'autre, les ptomaïnes. Chacun de ces deux groupes sera plus ou moins facile à analyser, en se reportant, soit aux traités spéciaux de chimie, soit même au tableau sommaire des propriétés de ces différents corps que nous avons donné plus haut.

On pourra aussi, en employant une méthode de tâtonnement, traiter une certaine quantité de bouillon de culture, deux litres par exemple, en vue de la recherche d'un corps déterminé ; on fera de même successivement pour toutes les autres substances dont on soupçonne la présence dans le liquide qu'on analyse.

Préparation de la tuberculine et de la malléïne. — Nous terminerons ce chapitre en donnant les formules de préparation de la tuberculine et de la malléïne.

Tuberculine. — A. *Première méthode de Koch* (1890). — On prépare la tuberculine *brute* en évaporant, au dixième de son volume, des cultures en bouillon glycériné et peptonisé du bacille de la tuberculose. L'opération se fait au bain-marie dans une capsule de porcelaine. On obtient ainsi un liquide brun, limpide, d'une odeur agréable et qui constitue la tuberculine brute.

La tuberculine *purifiée* s'obtient en mélangeant la tuberculine brute à une fois et demie son volume d'alcool à 60 %. Il se forme un précipité blanc floconneux qui se dépose bien après 24 heures de repos. On décante avec précaution, on ajoute de l'alcool à 60 %, on agite et on laisse de nouveau reposer. On répète ce lavage à plusieurs reprises jusqu'à ce que l'alcool ne se colore plus, puis on lave plusieurs fois à l'alcool absolu, on filtre à nouveau et on

dessèche dans l'exsiccateur dans le vide. On obtient ainsi une masse d'un blanc de neige qui,
séchée à 100° (elle perd alors 7 à 9 % d'eau),
donne une poudre légèrement teintée en gris.

B. *Nouvelle tuberculine* (1897). — Le principe de cette préparation consiste dans la tritura-
tion, l'écrasement de cultures de bacilles tuberculeux bien desséchés.

« On les triture longuement dans un mortier
d'agate au moyen d'un pilon de même substance. Pour se débarrasser de la petite quantité
de bacilles encore intacts, on émulsionne le résidu en le triturant dans l'eau distillée, et on
soumet ce mélange à la centrifugation pendant trente à quarante-cinq minutes au moyen
d'une puissante machine faisant 4 000 tours
par minute. Au bout de ce temps, l'émulsion
est divisée en deux couches distinctes : une
supérieure, formée par un liquide blanchâtre,
opalescent mais transparent, qui ne contient
plus de bacilles tuberculeux ; la couche inférieure consiste en un précipité boueux qui
adhère fortement aux parois du vase.

« On sèche ce précipité, on le retriture dans le
mortier, on le centrifuge comme précédemment
et on obtient de nouveau deux couches, une
supérieure de liquide transparent et un préci-

pité solide. En répétant plusieurs fois cette opération, on arrive à n'avoir presque plus de précipité. La masse entière de la culture de bacilles
tuberculeux se trouve transformée en une série
de couches liquides absolument transparentes. »

Koch a appelé TO (tuberculine O), la couche
supérieure (*obere*) obtenue à la suite de la première centrifugation et TR (tuberculine rési-
duaire) le résidu solide de la première centrifugation, résidu servant à la préparation de tous
les liquides ultérieurs.

Pour la préparation de TR, il est nécessaire
d'employer des cultures fortement virulentes.
Ces cultures doivent être aussi jeunes que possible et tenues à l'abri de la lumière. Il faut les
dessécher dans le vide à l'exsiccateur et les utiliser aussitôt après leur dessiccation complète.

Quand on broie les bacilles, on fera bien de
recouvrir le mortier d'un papier percé, à son
centre, d'un trou laissant passer le pilon et de se
boucher les narines avec deux tampons de ouate.
La préparation de cette tuberculine présente en
effet le danger d'exposer à l'inhalation de bacilles. Il est impossible d'ailleurs de l'obtenir
exempte d'impuretés (¹), soit qu'elle ait été faite

(¹) Celle de l'industrie est remplie d'impuretés, surtout de levures.

industriellement, soit qu'elle ait été faite dans un laboratoire en petite quantité.

Malléine. — La malléine est l'extrait glycériné des cultures de morve. Voici comment on la prépare d'après le procédé de M. Roux :

Il est indispensable d'employer des cultures le plus virulentes possible ([1]).

On les ensemence dans le bouillon peptoné et glycériné. Après un mois de séjour à l'étuve à 35°, on stérilise les cultures à 110° à l'autoclave. On filtre sur papier, on concentre par évaporation dans le vide à basse température en présence de l'acide sulfurique jusqu'à réduction au dixième de leur volume primitif. On obtient ainsi un liquide sirupeux, brun foncé, d'une odeur spéciale un peu vireuse. On l'emploie en dilution au dixième dans l'eau phéniquée à 5 pour 1 000 (Nocard).

([1]) On injecte, dans la veine marginale de l'oreille, d'un lapin, une émulsion de la culture de morve dont on veut exalter la virulence. Le lapin mort, on prélève du sang du cœur que l'on sème largement sur des tranches de pomme de terre. La pulpe de rate donne encore plus sûrement des cultures. Lorsque les cultures ont acquis leur plein développement, on en fait une émulsion que l'on injecte dans la veine d'un second lapin et ainsi de suite. On obtient, après un certain nombre de passages, un bacille très virulent capable de tuer non seulement un lapin, mais la souris blanche ordinairement réfractaire. C'est avec les cultures de ce bacille que l'on fabriquera la malléine.

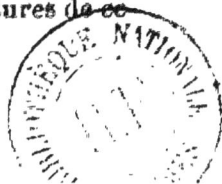

TABLE DES MATIÈRES

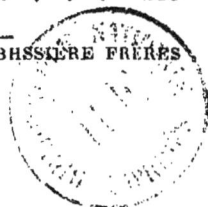

ST-AMAND (CHER). INPRIMERIE DESTENAY, BUSSIÈRE FRÈRES

MASSON & Cⁱᵉ, Éditeurs

LIBRAIRES DE L'ACADÉMIE DE MÉDECINE

120, Boulevard Saint-Germain, Paris

P. nº 73.

EXTRAIT DU CATALOGUE

(Août 1897)

L'ŒUVRE MÉDICO-CHIRURGICALE

Dʳ CRITZMAN, directeur

Suite de
Monographies cliniques

SUR LES QUESTIONS NOUVELLES
en Médecine, en Chirurgie et en Biologie

La science médicale réalise journellement des progrès incessants; les questions et découvertes vieillissent pour ainsi dire au moment même de leur éclosion. Les traités de médecine et de chirurgie, quelque rapides que soient leurs différentes éditions, auront toujours grand'peine à se tenir au courant.

C'est pour obvier à ce grave inconvénient, auquel les journaux, malgré la diversité de leurs matières, ne sauraient remédier, que nous fondons, avec le concours des savants et des praticiens les plus autorisés, un recueil de Monographies dont le titre général, *l'Œuvre médico-chirurgicale*, nous paraît bien indiquer le but et la portée.

Nous publierons, aussi souvent qu'il sera nécessaire, des fascicules de 30 à 40 pages dont chacun résumera et mettra au point une question médicale à l'ordre du jour, et cela de telle sorte qu'aucune ne puisse être omise au moment opportun.

Nous tenant essentiellement sur le terrain pratique, nous essayerons de donner à chaque problème une formule complète. La valeur et l'importance des questions seront examinées d'une manière critique, de façon à constituer un chapitre entier, digne de figurer dans le meilleur traité médico-chirurgical. Cette nouvelle publication pourrait être intitulée aussi : *Complément à tous les Traités de Pathologie, de Clinique et de Thérapeutique.*

CONDITIONS DE LA PUBLICATION

Chaque monographie est vendue séparément . . . . . **1** *fr.* **25**

Il est accepté des abonnements pour une série de 10 Monographies au prix à forfait et payable d'avance de **10** francs pour la France et **12** francs pour l'étranger (port compris).

MONOGRAPHIES PUBLIÉES

Nº 1. **L'Appendicite,** par le Dʳ Félix Legueu, chirurgien des hôpitaux de Paris.

Nº 2. **Le Traitement du mal de Pott,** par le Dʳ A. Chipault, de Paris.

Nº 3. **Le Lavage du Sang,** par le Dʳ Lejars, professeur agrégé, chirurgien des hôpitaux, membre de la Société de chirurgie.

EN PRÉPARATION

L'Hérédité, par le Dʳ Debierre.
Le Séro-diagnostic de la fièvre typhoïde, par le Dʳ Fernand Widal.

Le Myxœdème, par le Dʳ Thibierge.
L'Alcoolisme, par le Dʳ Jaquet.
Les Myélites infectieuses, par le Dʳ Roger.

Traité de Pathologie générale

PUBLIÉ PAR

Ch. BOUCHARD

MEMBRE DE L'INSTITUT
PROFESSEUR DE PATHOLOGIE GÉNÉRALE A LA FACULTÉ DE MÉDECINE DE PARIS

6 *volumes grand in-8° avec figures dans le texte*
EN SOUSCRIPTION (1ᵉʳ août 1897) . . . . **102** fr.

DIVISIONS DU TOME Iᵉʳ

1 *vol. grand in-8° de 1018 pages avec figures dans le texte.* **18** fr.

H. ROGER. — **Introduction à l'étude de la pathologie générale.**
H. ROGER et P.-J. CADIOT. **Pathol. comparée de l'homme et des animaux.**
P. VUILLEMIN. **Considérations générales sur les maladies des végétaux.**
MATHIAS DUVAL. — **Pathogénie générale de l'embryon. Tératogénie.**
LE GENDRE. — **L'hérédité et la pathologie générale.**
BOURCY. — **Prédisposition et immunité.**
MARFAN. — **La fatigue et le surmenage.**
LEJARS. — **Les Agents mécaniques.**
LE NOIR. — **Les Agents physiques. Chaleur. Froid. Lumière. Pression atmosphérique. Son.**
D'ARSONVAL. — **Les Agents physiques. L'énergie électrique et la matière vivante.**
LE NOIR. — **Les Agents chimiques : les caustiques.**
H. ROGER. — **Les intoxications.**

DIVISIONS DU TOME II

1 *vol. grand in-8° de 932 pages avec figures dans le texte.* . . **18** fr.

CHARRIN. — **L'infection.**
GUIGNARD. — **Notions générales de morphologie bactériologique.**
HUGOUNENQ. — **Notions de chimie bactériologique.**
CHANTEMESSE. — **Le sol, l'eau et l'air agents de transmission des maladies infectieuses.**
GABRIEL ROUX. — **Les microbes pathogènes.**
LAVERAN. — **Des maladies épidémiques.**
RUFFER. — **Sur les parasites des tumeurs épithéliales malignes.**
R. BLANCHARD. — **Les parasites.**

VIENT DE PARAITRE

DIVISIONS DU TOME IV

1 *vol. grand in-8° de 720 pages avec figures dans le texte.* . . . **16** fr.

DUCAMP. — **Évolution des Maladies.**
GILBERT. — **Sémiologie du sang.**
HÉNOCQUE. — **Spectroscopie du sang. Sémiologie.**
TRIPIER et DEVIC. — **Sémiologie du cœur et des vaisseaux.**
LERMOYEZ et BOULAY. — **Sémiologie du nez, du pharynx nasal et du larynx.**
LEBRETON. — **Sémiologie des voies respiratoires.**
LEGENDRE. — **Sémiologie générale du tube digestif.**

Traité des
Maladies de l'Enfance

PUBLIÉ SOUS LA DIRECTION DE MM.

J. GRANCHER

Professeur à la Faculté de médecine de Paris,
Membre de l'Académie de médecine, médecin de l'hôpital des Enfants-Malades.

J. COMBY
Médecin
de l'hôpital des Enfants-Malades.

A.-B. MARFAN
Agrégé,
Médecin des hôpitaux.

Le *Traité des Maladies de l'Enfance* est *publié en cinq volumes qui paraissent à des intervalles rapprochés. Chaque volume est vendu séparément, et le prix en est fixé selon l'étendue des matières.*
Les tomes I, II et III sont en vente (Août 1897). Les autres paraîtront prochainement à intervalles rapprochés.
Il est accepté des souscriptions au Traité des Maladies de l'Enfance à un prix à forfait quels que soient l'étendue et le prix de l'ouvrage complet. Ce prix est, jusqu'à la publication du tome IV, fixé à 90 francs.

TOME I (PARU EN DÉCEMBRE 1896)
1 vol. in-8º de XVI-816 *pages avec figures dans le texte* . . . 18 fr.

Physiologie et hygiène de l'enfance. — Considérations thérapeutiques sur les maladies de l'enfance. — Maladies infectieuses.

TOME II (PARU EN MARS 1897)
1 vol. in-8º de 818 pages avec figures dans le texte. . . 18 fr.

Maladies générales de la nutrition. — Maladies du tube digestif.

TOME III (PARU EN JUILLET 1897)
1 vol. de 950 pages avec figures dans le texte. . . . . . 20 fr.

Abdomen et annexes. — Appareil circulatoire. — Nez, larynx et annexes.

TOME IV (SOUS PRESSE)
Maladies des bronches, du poumon, des plèvres, du médiastin. — Maladies du système nerveux.

TOME V (EN PRÉPARATION)
Appareil locomoteur. — Organes des sens. — Maladies de la peau. — Maladies du fœtus. — Table.

Traité de Chirurgie

PUBLIÉ SOUS LA DIRECTION DE MM.

Simon DUPLAY

Professeur de clinique chirurgicale
à la Faculté de médecine de Paris
Chirurgien de l'Hôtel-Dieu
Membre de l'Académie de médecine

Paul RECLUS

Professeur agrégé à la Faculté de médecine
Secrétaire général
de la Société de Chirurgie
Chirurgien des hôpitaux
Membre de l'Académie de médecine

PAR MM.

BERGER, BROCA, DELBET, DELENS, DEMOULIN, FORGUE
GÉRARD-MARCHANT, HARTMANN, HEYDENREICH, JALAGUIER, KIRMISSON
LAGRANGE, LEJARS, MICHAUX, NÉLATON
PEYROT, PONCET, QUÉNU, RICARD, SEGOND, TUFFIER, WALTHER

DEUXIÈME ÉDITION

ENTIÈREMENT REFONDUE

8 vol. grand in-8 avec nombreuses figures dans le texte
En souscription . . . **150 fr.**

TOME I (MIS EN VENTE EN FÉVRIER 1897)

1 vol. grand in-8° de 912 pages, avec 218 figures dans le texte. **18 fr.**

RECLUS. — Inflammations, traumatismes, maladies virulentes.
BROCA.— Peau et tissu cellulaire sous-cutané.

QUÉNU. — Des tumeurs.
LEJARS. — Lymphatiques, muscles, synoviales tendineuses et bourses séreuses.

TOME II (MIS EN VENTE EN FÉVRIER 1897)

1 vol. grand in-8° de 996 pages, avec 361 figures dans le texte. **18 fr.**

LEJARS. — Nerfs.
MICHAUX. — Artères.
QUÉNU. — Maladies des veines.

RICARD et DEMOULIN. — Lésions traumatiques des os.
PONCET. — Affections non traumatiques des os.

TOME III (MIS EN VENTE EN JUILLET 1897)

1 vol. grand in-8° de 940 pages avec 285 figures dans le texte. **18 fr.**

NÉLATON. — Traumatismes, entorses, luxations, plaies articulaires.
QUÉNU.—Arthropathies, arthrites sèches, corps étrangers articulaires.

LAGRANGE. — Arthrites infectieuses et inflammatoires.
GÉRARD-MARCHANT. — Crâne.
KIRMISSON. — Rachis.
S. DUPLAY.—Oreilles et annexes.

Le tome IV paraîtra en Octobre prochain. Les volumes suivants seront publiés successivement et à intervalles très rapprochés.

Traité

d'Anatomie Humaine

PUBLIÉ SOUS LA DIRECTION DE

Paul POIRIER

PROFESSEUR AGRÉGÉ A LA FACULTÉ DE MÉDECINE DE PARIS
CHEF DES TRAVAUX ANATOMIQUES, CHIRURGIEN DES HOPITAUX

PAR MM.

A. CHARPY	A. NICOLAS	A. PRENANT
PROFESSEUR D'ANATOMIE	PROFESSEUR D'ANATOMIE	PROFESSEUR D'HISTOLOGIE
A LA FACULTÉ DE	A LA FACULTÉ DE	A LA FACULTÉ DE
TOULOUSE	NANCY	NANCY

P. POIRIER	P. JACQUES
PROFESSEUR AGRÉGÉ	PROFESSEUR AGRÉGÉ
CHEF DES TRAVAUX ANATOMIQUES	A LA FACULTÉ DE NANCY
CHIRURGIEN DES HOPITAUX	CHEF DES TRAVAUX ANATOMIQUES

ÉTAT DE LA PUBLICATION AU 1er OCTOBRE 1897

TOME PREMIER

Embryologie; Ostéologie; Arthrologie. Un volume grand in-8°
avec 621 figures . . . . **20 fr.**

TOME DEUXIÈME

1er Fascicule : **Myologie.** Un volume grand in-8° avec 312 figures. **12 fr.**

2e Fascicule : **Angéiologie** (*Cœur et Artères*). Un volume grand
in-8° avec 145 figures. . . . . **8 fr.**

3° Fascicule : **Angéiologie** (*Capillaires, Veines*). Un volume grand
in-8° avec 75 figures . . . . **6 fr.**

TOME TROISIÈME

1er et 2e Fascicules : **Système nerveux.** Deux volumes grand
in-8° avec 407 figures . . . . **22 fr.**

TOME QUATRIÈME

1er Fascicule : **Tube digestif.** Un volume grand in-8°, avec
158 figures. . . . . **12 fr.**

2e Fascicule : **Appareil respiratoire**; *Larynx, trachée, poumons,
plèvres, thyroïde, thymus.* Un volume grand in-8°, avec
121 figures. . . . . **6 fr.**

IL RESTE A PUBLIER :

Un fascicule du tome II (Lymphatiques);
Un fascicule du tome III (Nerfs périphériques. Organes des sens);
Un fascicule du tome IV (Organes génito-urinaires).

Ces fascicules seront publiés successivement dans le plus bref délai possible.

BIBLIOTHÈQUE D'HYGIÈNE THÉRAPEUTIQUE
Dirigée par le Professeur PROUST

VIENT DE PARAITRE

L'Hygiène
du Neurasthénique

PAR MM.

Le Professeur PROUST	Le Dʳ Gilbert BALLET
Membre de l'Académie de médecine,	Professeur agrégé,
Médecin de l'Hôtel-Dieu.	Médecin de l'hôpital Saint-Antoine.

1 *volume in-16 de 282 pages, cartonné toile, tranches rouges,* **4 fr.**

L'hygiène, qui suffirait à prévenir la neurasthénie si elle était rigoureusement appliquée, suffit aussi le plus souvent à la guérir, quand la neurasthénie est susceptible de guérison. Sans vouloir proscrire la thérapeutique médicamenteuse, les auteurs ne craignent pas de dire que l'on a fait aux candidats neurasthéniques ou à ceux arrivés plus de mal avec les « drogues » qu'on ne leur a rendu de services. Nombreux sont les méfaits des médications dites toniques et reconstituantes, des hypnotiques variés, bref des produits pharmaceutiques dont sont surchargés les traitements plus ou moins bien avisés qui sont entrés dans la pratique journalière. Une bonne hygiène morale et physique, un régime alimentaire bien conçu, des conseils et des encouragements suggestifs, font d'habitude plus pour le neurasthénique qu'une polypharmacie souvent inutile et quelquefois nuisible. C'est dire assez l'intérêt de ce livre, à cette heure où, à la faveur des progrès de la civilisation, et du surcroît d'activité cérébrale qu'elle entraîne, les névroses sous toutes leurs formes sont devenues si communes.

VIENT DE PARAITRE

Les
Cures Thermales
Par G. DELFAU
Ancien interne des hôpitaux de Paris.

1 *volume in-16 de 352 pages, cartonné toile, tranches rouges,* **4 fr.**

Dans un précédent volume de cette bibliothèque, M. Delfau avait décrit les localités thermales, il lui restait pour compléter son œuvre à étudier les cures thermales. Dans ce volume, l'auteur examine d'abord en détail les éléments des cures thermales : la boisson, les bains, les douches, les inhalations... aux points de vue particulièrement de leur mode d'emploi, de leurs actions physiologiques et de leurs effets thérapeutiques. Il envisage ensuite les agents des cures thermales, c'est-à-dire les eaux minérales successivement dans leur ensemble, puis dans les groupes établis d'après leurs propriétés médicales consacrées par la clinique. Enfin, il passe en revue les maladies chroniques tributaires des eaux minérales, états chroniques généraux et affections chroniques des divers organes, et s'attache à déterminer dans quelle mesure ces états morbides si variés peuvent bénéficier d'une cure thermale et quelle est celle dont ils sont justiciables. Pensant que la thérapeutique thermale ne doit pas se traîner dans la paléontologie medicale, M. Delfau a voulu que ce livre fût « au point », et, se gardant de toute exagération, il a tenu compte de toutes les récentes acquisitions récentes de la science.

VIENT DE PARAITRE

La Cure d'altitude

PAR

Le Dr Paul REGNARD

Membre de l'Académie de médecine,
Directeur-adjoint du Laboratoire de physiologie à la Sorbonne.

OUVRAGE ACCOMPAGNÉ DE 110 FIGURES & DE 29 PLANCHES HORS TEXTE

1 volume grand in-8°, relié toile. . . . . **15 fr.**

Dans son ouvrage, le Dr Regnard fait connaître d'abord les recherches de laboratoire exécutées en Allemagne et en Suisse pour expliquer le mécanisme de l'action thérapeutique des hauteurs. Il y joint les travaux français et les siens propres entrepris dans le même but. Puis il examine les recherches de physiologie pathologique exécutées sur place, sur les malades qui fréquentent les montagnes.

Dans une seconde partie, essentiellement pratique, il passe en revue les principales stations actuellement organisées pour recevoir convenablement les malades. Il a joint à sa description des cartes topographiques qui la rendent plus claire et de très nombreuses photographies représentant les régions dont il parle. Il a pensé qu'il n'était pas inutile au praticien qui recommande une station d'en avoir au moins une idée, s'il n'a pu la visiter lui-même.

VIENT DE PARAITRE

Cure marine
de la phtisie pulmonaire

PAR

Le Dr F. LALESQUE

Ancien interne des hôpitaux, Lauréat de la Société de biologie.

1 volume in-8° avec planches, dessins, graphiques, tableaux . . **6 fr.**

Synthétiser dans une formule les conditions météorologiques d'une contrée pour en tirer les indications qui en découlent, telle fut l'ambition de l'auteur. Trois grands chapitres se divisent cet ouvrage. Le premier est consacré à l'étude du milieu (*climatologie*); le second étudie l'action de ce milieu sur l'organisme (*climatophysiologie*); le troisième énumère ses effets dans la phtisie pulmonaire (*climathérapie*). La cure marine est établie par la valeur indéniable de son climat; le sol et les forêts que celui-ci peut comporter aident son action, et il résulte des développements dans lesquels entre l'auteur, que les avantages du voisinage de l'Atlantique se doublent, pour la bande littorale girondine et landaise, des avantages de la présence d'une vaste forêt de pins maritimes : la climathérapie y trouvant à la fois les ressources d'une cure marine et forestière.

VIENT DE PARAITRE

La Défense de l'Europe
contre la Peste

ET LA CONFÉRENCE DE VENISE DE 1897

PAR

Le Professeur PROUST

MEMBRE DE L'ACADÉMIE DE MÉDECINE, MÉDECIN DE L'HOTEL-DIEU
INSPECTEUR GÉNÉRAL DES SERVICES SANITAIRES

Un volume in-8° avec figures et cartes en noir et en couleurs. . **9** fr.

Cet ouvrage a pour but de répandre les connaissances scientifiques sur la peste, afin de donner à l'opinion les moyens de se rendre compte de ce que l'on doit faire pour empêcher le fléau, endémique en Extrême-Orient, de pénétrer en Égypte, dans la Méditerranée et en Europe, et cela sans apporter aucune entrave sérieuse au commerce et à la navigation. C'est une relation exacte de ce qui s'est passé à la conférence de Venise de 1897, l'exposé de la discussion telle qu'elle fut conduite, le récit des luttes que les représentants français eurent à soutenir pour triompher des oppositions de l'Angleterre et de la Turquie ; mais c'est encore et surtout une sorte de monographie de l'histoire internationale et prophylactique de la peste, enrichie de toutes les données que l'étude des épidémies précédentes a permis d'y ajouter, des faits nombreux dont la bactériologie l'a si heureusement accrue, et aussi des moyens à mettre en œuvre en pareille occurence. On lira aussi avec intérêt le chapitre consacré au traitement prophylactique et curatif de la peste, à la sérothérapie et à la vaccination antipesteuse de Yersin. Une bibliographie très riche, des figures et des cartes très claires complètent ce volume qui vient bien à son heure.

VIENT DE PARAITRE

Leçons sur les
Bactéries pathogènes

FAITES A L'HOTEL-DIEU ANNEXE

PAR

P. DUFLOCQ

Un volume in-8°. . . . . **10** fr.

En publiant ces leçons faites aux élèves de son service et à quelques auditeurs étrangers, le Dr Duflocq a désiré être utile aux étudiants et aux médecins qui n'ont ni le temps, ni les moyens de recueillir et de coordonner les documents épars dans la littérature française et étrangère. Chacune de ces études se termine par un chapitre consacré aux applications à l'homme ; c'est là une de ces tentatives d'alliance entre la Clinique et la Bactériologie que l'on doit aujourd'hui, pour le plus grand bien des malades, chercher à idéaliser.

Nomenclature des Bactéries étudiées. — *Les Staphylocoques pyogènes* (2 leçons). — *Le Streptocoque* (4 leçons). — *Le pneumocoque* (5 leçons). — *Tétrades et Sarcines* (1 leçon). — *Le Gonocoque* (2 leçons). — *Le Bactérium coli-commune* (4 leçons). — *Le Bacille typhique* (10 leçons). — *Le Vibrion cholérique* (9 leçons). — *Le Bacille diphtérique* (9 leçons). — *Le Bacille tétanique* (8 leçons).

VIENT DE PARAITRE

Précis

d'Obstétrique

PAR

A. RIBEMONT-DESSAIGNES

Professeur agrégé de la Faculté de médecine de Paris,
Accoucheur de l'hôpital Beaujon.

ET

G. LEPAGE

Ancien chef de clinique obstétricale à la Faculté de médecine,
Accoucheur des hôpitaux.

TROISIÈME ÉDITION REVUE ET AUGMENTÉE

avec 590 figures dans le texte dont 437 dessinées par A. RIBEMONT-DESSAIGNES

1 volume grand in-8° de 1396 pages, relié toile. . **30** *fr.*

Parue en janvier 1896, la seconde édition du *Précis d'Obstétrique* était épuisée dès le mois de novembre de la même année. Les auteurs ont tenu à revoir entièrement cette troisième édition et à la mettre au courant des travaux récents des accoucheurs français et étrangers. Les additions nombreuses qu'ils ont faites auraient donné à ce volume des proportions excessives, si l'on n'avait employé des caractères plus fins et si l'on n'avait diminué les dimensions de plusieurs figures. 80 figures ont été ainsi remaniées. Parmi celles qui ont été ajoutées, nous devons en signaler un certain nombre qui ont trait au développement de l'œuf et à la production des monstres, qui accompagnent un court résumé de tératologie placé à la fin du volume. Enfin on s'est en outre efforcé d'éliminer le plus possible, les figures schématiques et de ne prendre que des figures reproduisant des dessins d'après nature et des photographies. C'est seulement à l'aide de ces deux procédés que l'iconographie peut prêter à l'enseignement écrit un secours vraiment scientifique.

Tout en donnant sur plusieurs questions importantes de pratique obstétricale leur opinion personnelle, les auteurs ont continué à s'inspirer le plus possible de l'enseignement des professeurs S. Tarnier et A. Pinard.

VIENT DE PARAITRE

Précis de
Géographie économique

Par **MARCEL DUBOIS**

PROFESSEUR DE GÉOGRAPHIE COLONIALE A LA FACULTÉ DES LETTRES DE PARIS
MAITRE DE CONFÉRENCES
A L'ÉCOLE NORMALE SUPÉRIEURE DE JEUNES FILLES DE SÈVRES

et **J.-G. KERGOMARD**

PROFESSEUR AGRÉGÉ D'HISTOIRE ET GÉOGRAPHIE AU LYCÉE DE TOURS

Un volume in-8° de 844 pages . . . . . **8 fr.**

Ce nouveau *Précis de Géographie économique* s'adresse à tous ceux qu'intéressent les graves problèmes de répartition et d'échange de la richesse. Les auteurs n'ont négligé aucun labeur pour donner un tableau exact des faits d'ordre économique, pour en faciliter l'interprétation impartiale. Ils ont surtout essayé de donner une idée juste de la condition de chaque peuple, de ses progrès, de ses tendances.

Faite dans l'esprit le plus impartial, à l'abri des théories pures et des systèmes, avec le seul désir de servir les intérêts de notre pays, cette étude mettra aux mains de ceux qui étudient ou agissent des renseignements nombreux, exacts et commentés avec soin.

Leçons de
Géographie physique

Par **Albert de LAPPARENT**

Professeur à l'École libre de Hautes Etudes
Ancien Président de la Commission centrale de la Société de Géographie

*1 volume in-8° contenant 117 figures dans le texte
et une planche en couleurs.* . . **12 fr.**

Dans les derniers jours de 1895, lors de la discussion du budget devant le Sénat, M. Bardoux appelait l'attention du Ministre de l'Instruction publique sur la situation actuelle de l'enseignement de la Géographie physique. L'honorable sénateur constatait qu'il n'y avait aujourd'hui en France qu'un seul cours complet sur la matière, celui que professait M. de Lapparent à l'Ecole libre de Hautes Etudes. C'est ce cours que nous venons offrir au public. Après plusieurs années d'essais, l'auteur croit avoir réussi à unir en un véritable corps de doctrines ces intéressantes considérations, relatives à la genèse des formes géographiques, dont on peut dire qu'il a été en France le plus persévérant initiateur.

VIENT DE PARAITRE

La Céramique du Bâtiment

Par Léon LEFÈVRE
INGÉNIEUR (E. I. R.)

PRÉFACE DE J.-C. FORMIGÉ
Architecte du Gouvernement et de la Ville de Paris.

1 volume grand in-8° de 500 pages avec 5 planches hors texte, 950 figures dans le texte et de nombreux devis, **15 fr.**

Ce livre rendra de grands services aux fabricants de produits céramiques : briques, tuiles, tuyaux, terres cuites émaillées, carreaux ordinaires et incrustés, mosaïques en grès, faïences et grès architecturaux. Les indications techniques sur la fabrication, le séchage, la cuisson des produits céramiques seront appréciées par tous les fabricants. La céramique décorative fait l'objet de plusieurs chapitres importants où l'on trouve les procédés généraux de décoration des produits céramiques. A ce point de vue, il sera consulté avec fruit par les architectes.

Traité de Zoologie

PAR

Edmond PERRIÈR
Membre de l'Institut, Professeur au Muséum d'Histoire naturelle.

VIENT DE PARAITRE

FASCICULE IV

VERS ET MOLLUSQUES

1 vol. gr. in-8 de 792 pages, avec 566 figures. **16 fr.**

ONT DÉJA PARU :

FASCICULE I : **Zoologie générale.** 412 pages, 458 figures. . . **12 fr.**
FASCICULE II : **Protozoaires et Phytozoaires.** 452 p., 243 fig. **10 fr.**
FASCICULE III : **Arthropodes.** 480 pages, 278 figures. . . . . **8 fr.**
 Ces trois fascicules réunis forment la première partie. 1 vol. in-8° de 1344 pages, avec 980 figures . . . . **30 fr.**

Traité

des Matières colorantes

ORGANIQUES ET ARTIFICIELLES
de leur préparation industrielle et de leurs applications

Par **Léon LEFÈVRE**

Ingénieur (E. I. R.), Préparateur de chimie à l'École Polytechnique.

Préface de **E. GRIMAUX**, *membre de l'Institut.*

2 volumes grand in-8⁰ comprenant ensemble 1650 pages, reliés toile anglaise, avec 31 gravures dans le texte et 261 échantillons.

Prix des deux volumes : **90 francs.**

Le *Traité des matières colorantes* s'adresse à la fois au monde scientifique par l'étude des travaux réalisés dans cette branche si compliquée de la chimie, et au public industriel par l'exposé des méthodes rationnelles d'emploi des colorants nouveaux. L'auteur a réuni dans des tableaux qui permettent de trouver facilement une couleur quelconque, toutes les couleurs indiquées dans les mémoires et dans les brevets. La partie technique contient, avec l'indication des brevets, les procédés employés pour la fabrication des couleurs, la description et la figure des appareils, ainsi que la description des procédés rationnels d'application des couleurs les plus récentes. Cette partie importante de l'ouvrage est illustrée par un grand nombre d'échantillons teints ou imprimés, *fabriqués spécialement pour l'ouvrage.*

VIENT DE PARAITRE

Chimie

des Matières colorantes

PAR

A. SEYEWETZ
Chef des travaux
à l'École de chimie industrielle de Lyon

P. SISLEY
Chimiste-Coloriste

1 *volume grand in-8⁰ de 822 pages* . . . . **30** *fr.*

Les auteurs, dans cette importante publication, se sont proposé de réunir sous la forme la plus rationnelle et la plus condensée tous les éléments pouvant contribuer à *l'enseignement de la chimie des matières colorantes*, qui a pris aujourd'hui une extension si considérable. Cet ouvrage est, par le plan sur lequel il est conçu, d'une utilité incontestable non seulement aux chimistes se destinant soit à la fabrication des matières colorantes, soit à la teinture, mais à tous ceux qui sont désireux de se tenir au courant de ces remarquables industries.

Cours de Chimie

MINÉRALE, ORGANIQUE

Par Armand GAUTIER
Membre de l'Institut
Professeur de Chimie à la Faculté de
Médecine de Paris
Membre de l'Académie de Médecine

DEUXIÈME ÉDITION
Revue et mise au courant des travaux les plus récents

Tome I. — CHIMIE MINÉRALE. 1 vol. grand in-8° avec 244 figures. 16 fr.
Tome II. — CHIMIE ORGANIQUE. 1 vol. grand in-8° avec 72 figures . . 16 fr.

LEÇONS DE CHIMIE BIOLOGIQUE, NORMALE ET PATHOLOGIQUE
Par A. GAUTIER

Ces leçons complètent le *Cours de Chimie* du professeur GAUTIER. Elles sont publiées avec la collaboration de MAURICE ARTHUS, professeur à l'Université de Fribourg.

1 volume grand in-8° de 826 pages avec 110 figures. . **18** fr.

VIENT DE PARAITRE

Éléments de Chimie physiologique

Par Maurice ARTHUS
Professeur de physiologie et de chimie physiologique à l'Université de
Fribourg (Suisse)

DEUXIÈME ÉDITION, REVUE ET CORRIGÉE
1 vol. in-16 diamant, avec figures dans le texte. Cartonné toile. **4** fr.

Dans la préface de la première édition, l'auteur disait : « Actuellement, il n'existe pas d'ouvrage qui, intermédiaire aux traités de chimie physiologique et aux traités de physiologie, contienne toutes les notions chimiques et rien que les notions chimiques nécessaires à l'étudiant en physiologie. Je me suis proposé de combler cette lacune. »

Le succès a répondu à l'attente, puisque la première édition a été épuisée en moins de deux ans. Dans cette seconde édition, le plan général et l'étendue de la première ont été conservés. On s'est borné à rectifier les quelques erreurs de détail qui s'étaient glissées dans le premier travail, et à introduire les modifications rendues nécessaires par le développement de la science.

PASTEUR

Histoire d'un Esprit

Par E. DUCLAUX

Membre de l'Institut de France, Professeur à la Sorbonne,
Directeur de l'Institut Pasteur.

1 volume in-8 de 400 pages avec 22 figures . . . . **5 fr.**

EXTRAIT DE LA PRÉFACE DE L'AUTEUR

... C'est moins pour faire un panégyrique que pour en tirer un enseignement que j'ai essayé d'écrire son histoire, dans laquelle je laisse de côté tout ce qui est relatif à l'homme pour ne parler que du savant. J'ai voulu, dans l'ensemble comme dans le détail, faire la genèse de ses découvertes, estimant qu'il n'avait rien à perdre de cette analyse, et que nous avions beaucoup à gagner.

Loi des Équivalents

et Théorie nouvelle de la Chimie

Par Gustave MARQFOY

1 volume in-8 de xxxii-712 pages.. . . . . **7 fr. 50**

En considérant les divers éléments du monde physique, l'auteur a été naturellement amené à étudier la matière. Comme synthèse de cette étude, il a acquis la conviction que la matière est une. En faisant, dès lors, sur la loi de la formation des corps, la seule hypothèse qui lui ait paru simple et rationnelle, il a découvert la loi naturelle qui enchaîne les équivalents de la chimie dans une formule arithmétique. Après avoir exposé la loi suivant laquelle tous les corps ont été formés, M. Marqfoy établit la théorie constitutive des corps, basée sur l'hypothèse que la matière est une. La concordance des formules et des lois trouvées par cette théorie avec les expériences de la physique et de la chimie confirment la vérité de l'hypothèse.

VIENT DE PARAITRE

Leçons

sur l'Électricité et le Magnétisme

De E. MASCART et J. JOUBERT

DEUXIÈME ÉDITION ENTIÈREMENT REFONDUE

Par **E. MASCART**

Membre de l'Institut, Professeur au Collège de France
Directeur du bureau central de Météorologie

2 volumes grand in-8° avec figures dans le texte . . . . **45** fr.

ON VEND SÉPARÉMENT :

TOME I. — *PHÉNOMÈNES GÉNÉRAUX ET THÉORIES*

1 volume grand in-8° avec 130 figures . . . . **25** fr.

TOME II. — *MÉTHODES DE MESURE ET APPLICATIONS*

1 volume grand in-8° avec 160 figures . . . . **25** fr.

L'accueil fait par le public à cet ouvrage, épuisé depuis plusieurs années, nous engageait à en donner une seconde édition, mais il a paru nécessaire d'en rema-nier presque entièrement la rédaction pour tenir compte des progrès accomplis dans le domaine de l'électricité. Les modifications introduites dans le texte pri-mitif et les développements nouveaux qu'exige l'état actuel de la science, n'ont pas modifié le plan général de cet ouvrage.

Le premier volume continue à constituer une sorte de corps de doctrine, ren-fermant l'ensemble des faits et des conceptions qui ont servi à les coordonner. Le second volume est plus spécialement consacré à l'étude des méthodes d'observa-tions, au détail des expériences et à l'examen des principaux caractères que pré-sentent les applications si nombreuses de l'électricité dans l'industrie,

VIENT DE PARAITRE

Formulaire
de l'Électricien

PAR

E. HOSPITALIER

Ingénieur des Arts et Manufactures
Professeur à l'Ecole de Physique et de Chimie industrielles de la Ville de Paris

QUINZIÈME ANNÉE — 1897

augmentée d'un

VOCABULAIRE TECHNIQUE

FRANÇAIS, ANGLAIS, ALLEMAND

Par M. LEVYLIER
Ancien élève de l'Ecole Polytechnique

1 *volume in-16, cartonné toile, tranches rouges* . . . **5 fr.**

Le succès toujours croissant de cet excellent recueil plaide mieux que tous les arguments en faveur de cet ouvrage, que l'on doit rencontrer dans les mains de quiconque s'occupe d'électricité. L'auteur a su rassembler, sous la forme la plus réduite, tous les renseignements théoriques et pratiques. Définitions, lois, unités de mesures, appareils et méthodes, sont ainsi constamment sous la main de l'électricien, qui dispose également de tous les résultats aujourd'hui acquis par les nombreuses expériences que la science et l'industrie nous apportent tous les jours.

L'édition actuelle a été tenue au courant de la science avec un soin scrupuleux ; elle a été augmentée d'un *Vocabulaire technique*, où les électriciens trouveront facilement la traduction en anglais et en allemand des mots se rapportant à toutes les branches de l'électricité.

Paris. — L. MARETHEUX, imprimeur, 1, rue Cassette. — 10955.

LIBRAIRIE GAUTHIER-VILLARS ET FILS

55, QUAI DES GRANDS-AUGUSTINS, A PARIS.

Envoi *franco* contre mandat-poste ou valeur sur Paris.

THERMOCHIMIE.

DONNÉES ET LOIS NUMÉRIQUES.

PAR

M. BERTHELOT,

Sénateur, Secrétaire perpétuel de l'Académie des Siences,
Professeur au Collège de France.

Tome I : Les lois numériques, xvii-737 pages. — Tome II : les données expérimentales, 878 pages.

DEUX BEAUX VOLUMES GRAND IN-8; 1897, SE VENDANT
ENSEMBLE.......... **50 FR.**

Extrait de la Note de M. Berthelot *accompagnant la présentation de son Ouvrage à l'Académie des Sciences (séance du 8 juin 1897).*

Depuis la publication de mon *Essai de Mécanique chimique* (1879), et sous l'impulsion des idées qui s'y trouvaient développées, les recherches expérimentales de Thermochimie ont pris une extension tous les jours plus considérable, dans mon laboratoire et dans ceux des autres savants, français et étrangers. En effet, j'ai poursuivi mes travaux sans relâche, et de nombreux élèves les ont continués et développés sous ma direction....

Toutefois, par une conséquence presque inévitable, ce développement rapide de la Thermochimie a fini par amener une certaine confusion.... Non seulement les résultats sont épars dans les recueils spéciaux, mais une difficulté, plus grande peut-être, est née de cette circonstance que les chiffres relatifs à la formation des combinaisons n'ont été que rarement mesurés directement.

Il était donc indispensable de revoir toutes ces valeurs. Dès lors, il fallait refaire tous les calculs, en suivant un plan uniforme, afin d'obtenir des données comparables entre elles.

J'ai cru utile, non seulement de donner les valeurs rectifiées, mais aussi d'exposer à propos de chaque nombre quelle était l'expérience spéciale dont il est déduit et quelles étaient les autres données expérimentales, à l'aide desquelles le nombre déduit de cette expérience a été calculé.

1

LES MÉTHODES NOUVELLES
DE LA
MÉCANIQUE CÉLESTE,

Par H. POINCARÉ,
Membre de l'Institut, Professeur à la Faculté des Sciences,

TROIS BEAUX VOLUMES GRAND IN-8, SE VENDANT SÉPARÉMENT :

TOME I : Solutions périodiques. Non-existence des intégrales uniformes. Solutions asymptotiques 1892.. **12** fr.
TOME II : Méthodes de MM. Newcomb, Gyldén, Lindstedt et Bohlin ; 1894. **14** fr.
TOME III : Invariants intégraux. Stabilité. Solutions périodiques du deuxième genre. Solutions doublement asymptotiques. Prix pour les souscripteurs..... **12** fr.

UN FASCICULE (200 PAGES) A PARU.

ŒUVRES DE LAGUERRE
PUBLIÉES SOUS LES AUSPICES DE L'ACADÉMIE DES SCIENCES,
Par MM. Ch. HERMITE, H. POINCARÉ et E. ROUCHÉ,
Membres de l'Institut.

DEUX VOLUMES GRAND IN-8 SE VENDANT SÉPARÉMENT.

TOME I : Algèbre. Calcul intégral ; 1898................................. **15** fr.
TOME II : Gométrie.. (*Sous presse.*)

OEUVRES MATHÉMATIQUES
D'ÉVARISTE GALOIS
PUBLIÉES SOUS LES AUSPICES DE LA SOCIÉTÉ MATHÉMATIQUE
DE FRANCE,

AVEC UNE INTRODUCTION, par M. Émile PICARD,
Membre de l'Institut.

UN VOLUME GRAND IN-8, AVEC PORTRAIT, FRONTISPICE ; 1897. **3** FR.

INTRODUCTION

A LA

GÉOMÉTRIE DIFFÉRENTIELLE

SUIVANT LA MÉTHODE DE H. GRASSMANN,

Par C. BURALI-FORTI,

Professeur à l'Académie militaire de Turin,

UN VOLUME IN-8, AVEC FIGURES; 1897.............. **4 FR. 50 C.**

COURS DE PHYSIQUE

A L'USAGE DES CANDIDATS AUX ÉCOLES SPÉCIALES

(conforme aux derniers programmes),

PAR

James CHAPPUIS,	Alphonse BERGET,
Agrégé Docteur ès Sciences, Professeur de Physique générale à l'École Centrale des Arts et Manufactures.	Docteur ès Sciences, Attaché au Laboratoire des recherches physiques à la Sorbonne.

UN BEAU VOLUME, GRAND IN-8 ($25^{cm} \times 16^{cm}$) DE IV-697 PAGES,
AVEC 465 FIGURES.

Broché.................... **14 fr.** | Relié cuir souple......... **17 fr.**

LEÇONS DE PHYSIQUE GÉNÉRALE

COURS PROFESSÉ A L'ÉCOLE CENTRALE DES ARTS ET MANUFACTURES
ET COMPLÉTÉ SUIVANT LE PROGRAMME DE LA LICENCE ÈS SCIENCES PHYSIQUES

PAR

J. CHAPPUIS,	A. BERGET,
Agrégé Docteur ès Sciences, Professeur de Physique générale à l'École Centrale des Arts et Manufactures,	Docteur ès Sciences, Attaché au Laboratoire des recherches physiques à la Sorbonne.

TROIS VOLUMES GRAND IN-8, SE VENDANT SÉPARÉMENT :

Tome I : Instruments de mesure. Chaleur. Avec 175 figures; 1891........ **13 fr.**
Tome II : Électricité et Magnétisme. Avec 305 figures; 1891............. **13 fr.**
Tome III : Acoustique. Optique; Électro-optique. Avec 193 figures; 1892... **10 fr.**

LIBRAIRIE GAUTHIER-VILLARS ET FILS

COURS DE LA FACULTÉ DES SCIENCES DE PARIS

TRAITÉ
D'ANALYSE

PAR

Émile PICARD,

Membre de l'Institut, Professeur à la Faculté des Sciences.

QUATRE VOLUMES IN-8, AVEC FIGURES, SE VENDANT SÉPARÉMENT :

Le premier Volume commence par les parties les plus élémentaires du Calcul intégral et ne suppose chez le lecteur aucune autre connaissance que les éléments du Calcul différentiel, aujourd'hui classiques dans les Cours de Mathématiques spéciales. Dans la première Partie, l'Auteur expose les éléments du Calcul intégral, en insistant sur les notions d'intégrale curviligne et d'intégrale de surface, qui jouent un rôle si important en Physique mathématique. La seconde Partie traite d'abord de quelques applications de ces notions générales; au lieu de prendre des exemples sans intérêt, l'Auteur a préféré développer la théorie de l'équation de Laplace et les propriétés fondamentales du potentiel. On y trouvera ensuite l'étude de quelques développements en séries, particulièrement des séries trigonométriques. La troisième Partie est consacrée aux applications géométriques du Calcul infinitésimal.

Les Volumes suivants sont consacrés surtout à la théorie des équations différentielles à une ou plusieurs variables; mais elle est entièrement liée à plus d'une autre théorie qu'il est nécessaire d'approfondir. Pour ne citer qu'un exemple, l'étude préliminaire des fonctions algébriques est indispensable quand on veut s'occuper de certaines classes d'équations différentielles. L'Auteur ne se borne donc pas à l'étude des équations différentielles; ses recherches rayonnent autour de ces centres.

LIBRAIRIE GAUTHIER-VILLARS ET FILS

COURS DE PHYSIQUE

DE L'ÉCOLE POLYTECHNIQUE,

Par M. J. JAMIN.

QUATRIÈME ÉDITION, AUGMENTÉE ET ENTIÈREMENT REFONDUE

Par M. E. BOUTY,

Professeur à la Faculté des Sciences de Paris.

Quatre tomes in-8, de plus de 4000 pages, avec 1587 figures et 14 planches sur acier, dont 2 en couleur; 1885-1891. (Ouvrage complet)... **72 fr.**

On vend séparément :

Tome I. — **9 fr.**

(*) 1ᵉʳ fascicule. — *Instruments de mesure. Hydrostatique;* avec 150 figures et 1 planche................................. 5 fr.
2ᵉ fascicule. — *Physique moléculaire;* avec 93 figures... 4 fr.

Tome II. — Chaleur. — **15 fr.**

(*) 1ᵉʳ fascicule. — *Thermométrie, Dilatations;* avec 98 fig. 5 fr.
(*) 2ᵉ fascicule. — *Calorimétrie;* avec 48 fig. et 2 planches... 5 fr.
3ᵉ fascicule. — *Thermodynamique. Propagation de la chaleur;* avec 47 figures .... 5 fr.

Tome III. — Acoustique; Optique. — **22 fr.**

1ᵉʳ fascicule. — *Acoustique;* avec 123 figures .... 4 fr.
(*) 2ᵉ fascicule. — *Optique géométrique;* avec 139 figures et 3 planches... 4 fr.
3ᵉ fascicule. — *Étude des radiations lumineuses, chimiques et calorifiques; Optique physique;* avec 249 fig. et 5 planches, dont 2 planches de spectres en couleur............... 14 fr.

Tome IV (1ʳᵉ Partie). — Électricité statique et dynamique. — **13 fr.**

1ᵉʳ fascicule. — *Gravitation universelle. Électricité statique;* avec 155 figures et 1 planche......................... 7 fr.
2ᵉ fascicule. — *La pile. Phénomènes électrothermiques et électrochimiques;* avec 161 figures et 1 planche......... 6 fr.

(*) Les matières du programme d'admission à l'École Polytechnique sont comprises dans les parties suivantes de l'Ouvrage : Tome I, 1ᵉʳ fascicule; Tome II, 1ᵉʳ et 2ᵉ fascicules; Tome III, 2ᵉ fascicule

LIBRAIRIE GAUTHIER-VILLARS ET FILS

Tome IV (2ᵉ Partie). — Magnétisme; applications. — 13 fr.
3ᵉ fascicule. — *Les aimants. Magnétisme. Électromagnétisme. Induction;* avec 240 figures............................ 8 fr.
4ᵉ fascicule. — *Météorologie électrique; applications de l'électricité. Théories générales;* avec 84 figures et 1 planche..... 5 fr.

TABLES GÉNÉRALES.

Tables générales, par ordre de matières et par noms d'auteurs des quatre volumes du Cours de Physique. In-8; 1891... 60 c.

Des suppléments destinés à exposer les progrès accomplis viendront compléter ce grand Traité et le maintenir au courant des derniers travaux.

1ᵉʳ Supplément. — Chaleur. Acoustique. Optique, par E. Bouty, Professeur à la Faculté des Sciences. In-8, avec 41 fig.; 1896. 3 fr. 50 c.

LES BALLONS-SONDES

DE MM. HERMITE ET BESANÇON,

ET LES ASCENSIONS INTERNATIONALES,

PAR

WILFRID DE FONVIELLE,

Secrétaire de la Commission internationale d'Aéronautique,

PRÉCÉDÉ D'UNE INTRODUCTION

Par M. BOUQUET DE LA GRYE,

Membre de l'Institut,

Président de la Commission scientifique d'Aérostation de Paris.

Un volume in-18 jésus avec 27 figures; 1898...................... 2 fr. 75 c.

LEÇONS SUR L'ÉLECTRICITÉ

PROFESSÉES A L'INSTITUT ÉLECTROTECHNIQUE MONTEFIORE
ANNEXÉ A L'UNIVERSITÉ DE LIÉGE,

Par M. Eric GÉRARD,

Directeur de l'Institut Électrotechnique Montefiore.

5ᵉ ÉDITION, REFONDUE ET COMPLÉTÉE.

Tome I : Théorie de l'Électricité et du Magnétisme. Électrométrie. Théorie et construction des générateurs et des transformateurs électriques, avec 381 figures; 1897.. 12 fr.

Tome II : Canalisation et distribution de l'énergie électrique. Application de l'électricité à la télégraphie et à la téléphonie, à la production et à la transmission de la puissance motrice, à la traction, à l'éclairage et à la métallurgie. Avec 378 figures; 1898.. 12 fr.

LIBRAIRIE GAUTHIER-VILLARS ET FILS

THÉORIE

DES

FONCTIONS ALGÉBRIQUES

DE DEUX VARIABLES INDÉPENDANTES,

PAR

Émile PICARD, | Georges SIMART,

Membre de l'Institut, | Capitaine de frégate,
Professeur à l'Université de Paris. | Répétiteur à l'École Polytechnique.

DEUX VOLUMES GRAND IN-8, SE VENDANT SÉPARÉMENT.

Tome I, grand in-8 de vi-246 pages; 1897............................. **9 fr.**
Tome II .... (*En préparation*).

LA

PRATIQUE DU TEINTURIER

PAR

Jules GARÇON,

Ingénieur-Chimiste, Licencié ès Sciences.

TROIS VOLUMES IN-8, SE VENDANT SÉPARÉMENT :

Tome I : Les Méthodes et les essais de teinture. Le succès én teinture;
1894.. **3 fr. 50 c.**
Tome II : Le Matériel de teinture. Avec 245 figures; 1894.......... **10 fr.**
Tome III : Les Recettes types et les procédés spéciaux de teinture; 1897.
9 fr.

ÉCOLE PRATIQUE DE PHYSIQUE

COURS ÉLÉMENTAIRE

DE MANIPULATIONS DE PHYSIQUE,

Par M. Aimé WITZ,

Docteur ès Sciences, Ingénieur des Arts et Manufactures,
Professeur aux Facultés catholiques de Lille,

A L'USAGE DES CANDIDATS AUX ÉCOLES ET AU CERTIFICAT DES ÉTUDES
PHYSIQUES, CHIMIQUES ET NATURELLES. (P. C. N.)

2ᶜ ÉDITION, REVUE ET AUGMENTÉE. IN-8, AVEC 77 FIGURES; 1895. **5** FR.

ÉCOLE PRATIQUE DE PHYSIQUE

COURS SUPÉRIEUR

DE MANIPULATIONS DE PHYSIQUE

PRÉPARATOIRE AUX CERTIFICATS D'ÉTUDES SUPÉRIEURES ET A LA LICENCE.

Par M. Aimé WITZ,

Docteur ès Sciences, Ingénieur des Arts et Manufactures,
Professeur aux Facultés catholiques de Lille.

2ᶜ ÉDITION, REVUE ET AUGMENTÉE. IN-8, AVEC 138 FIGURES; 1897. **10** FR.

PRINCIPES

DE LA

THÉORIE DES FONCTIONS ELLIPTIQUES

ET APPLICATIONS,

PAR

P. APPELL,   **E. LACOUR,**

Membre de l'Institut, Professeur   Maître de Conférences à l'Université
à l'Université de Paris.   de Nancy.

UN BEAU VOLUME GRAND IN-8, AVEC FIGURES; 1897...... **12** FR.

ENCYCLOPÉDIE DES TRAVAUX PUBLICS

ET ENCYCLOPÉDIE INDUSTRIELLE

Fondées par M.-C. LECHALAS, Inspecteur général des Ponts et Chaussées.

TRAITÉ DES MACHINES A VAPEUR

RÉDIGÉ CONFORMÉMENT AU PROGRAMME DU COURS DE MACHINES A VAPEUR
DE L'ÉCOLE CENTRALE.

PAR

ALHEILIG,
Ingénieur de la Marine,
Ex-Professeur à l'École d'application
du Génie maritime.

Camille ROCHE,
Industriel,
Ancien Ingénieur de la Marine.

DEUX BEAUX VOLUMES GRAND IN-8, SE VENDANT SÉPARÉMENT (E. I.) :

TOME I : Thermodynamique théorique et applications. La machine à vapeur et les métaux qui y sont employés. Puissance des machines, diagrammes indicateurs. Freins. Dynamomètres. Calcul et dispositions des organes d'une machine à vapeur. Régulation, épures de détente et de régulation. Théorie des mécanismes de distribution, détente et changement de marche. Condensation, alimentation. Pompes de service. — Volume de XI-604 pages, avec 412 figures; 1895........................... **20** fr.

TOME II : Forces d'inertie. Moments moteurs. Volants régulateurs. Description et classification des machines. Machines marines. Moteurs à gaz, à pétrole et à air chaud. Graissage, joints et presse-étoupes. Montage des machines et essais des moteurs. Passation des marchés. Prix de revient, d'exploitation et de construction. Servo-moteurs. Tables numériques. — Volume de IV-560 pages, avec 281 figures; 1895...... **18** fr.

CHEMINS DE FER

MATÉRIEL ROULANT. RÉSISTANCE DES TRAINS. TRACTION.

PAR

E. DEHARME,
Ingénieur principal du Service central
de la Compagnie du Midi.

A. PULIN,
Ingénieur, Inspecteur principal
de l'Atelier central des chemins de fer
du Nord.

Un volume grand in-8, XXII-441 pages, 95 figures, 1 planche; 1895 (E.I.). **15** fr.

VERRE ET VERRERIE

PAR

Léon APPERT et **Jules HENRIVAUX,**
Ingénieurs.

Grand in-8, avec 130 figures et 1 atlas de 14 planches; 1894 (E.I.).... **20** fr.

LIBRAIRIE GAUTHIER-VILLARS ET FILS

COURS DE CHEMINS DE FER

PROFESSÉ A L'ÉCOLE NATIONALE DES PONTS ET CHAUSSÉES,

Par M. C. BRICKA,

Ingénieur en chef de la voie et des bâtiments aux Chemins de fer de l'État.

DEUX VOLUMES GRAND IN-8; 1894 (E. T. P.)

TOME I : Études. — Construction. — Voie et appareils de voie. — Volume de VIII-634 pages avec 326 figures; 1894 .... **20 fr.**

TOME II : Matériel roulant et Traction. — Exploitation technique. — Tarifs. — Dépenses de construction et d'exploitation. — Régime des concessions. — Chemins de fer de systèmes divers. — Volume de 709 pages, avec 177 figures; 1894 ..... **20 fr.**

COUVERTURE DES ÉDIFICES

ARDOISES, TUILES, MÉTAUX, MATIÈRES DIVERSES,

Par M. J. DENFER,

Architecte, Professeur à l'École Centrale.

UN VOLUME GRAND IN-8, AVEC 429 FIG.; 1893 (E. T. P.).. **20 FR.**

CHARPENTERIE MÉTALLIQUE

MENUISERIE EN FER ET SERRURERIE,

Par M. J. DENFER,

Architecte, Professeur à l'École Centrale.

DEUX VOLUMES GRAND IN-8; 1894 (E. T. P.).

TOME I : Généralités sur la fonte, le fer et l'acier. — Résistance de ces matériaux. — Assemblages des éléments métalliques. — Chainages, linteaux et poitrails. — Planchers en fer. — Supports verticaux. Colonnes en fonte. Poteaux et piliers en fer. — Grand in-8 de 584 pages avec 479 figures; 1894 .... **20 fr.**

TOME II : Pans métalliques. — Combles. — Passerelles et petits ponts. — Escaliers en fer. — Serrurerie. (Ferrements des charpentes et menuiseries. Paratonnerres. Clôtures métalliques. Menuiserie en fer. Serres et vérandas). — Grand in-8 de 626 pages avec 571 figures; 1894 .... **20 fr.**

ÉLÉMENTS ET ORGANES DES MACHINES

Par M. Al. GOUILLY,

Ingénieur des Arts et Manufactures.

GRAND IN-8 DE 406 PAGES, AVEC 710 FIG.; 1894 (E. I.).... **12 FR.**

LE VIN ET L'EAU-DE-VIE DE VIN

Par Henri DE LAPPARENT,

Inspecteur général de l'Agriculture.

INFLUENCE DES CÉPAGES, DES CLIMATS, DES SOLS, ETC., SUR LA QUALITÉ DU VIN, VINIFICATION, CUVERIE ET CHAIS, LE VIN APRÈS LE DÉCUVAGE, ÉCONOMIE, LÉGISLATION.

GRAND IN-8 DE XII-533 PAGES, AVEC 111 FIG. ET 28 CARTES DANS LE TEXTE; 1895 (E. I.)..................................... **12** FR.

CONSTRUCTION PRATIQUE des NAVIRES de GUERRE

Par M. A. CRONEAU,

Ingénieur de la Marine,
Professeur à l'École d'application du Génie maritime.

DEUX VOLUMES GRAND IN-8 ET ATLAS; 1894 (E. I.).

TOME I : Plans et devis. — Matériaux. — Assemblages. — Différents types de navires. — Charpente. — Revêtement de la coque et des ponts. — Gr. in-8 de 379 pages avec 305 fig. et un Atlas de 11 pl. in-4° doubles, dont 2 en trois couleurs; 1894. **18** fr.

TOME II : Compartimentage. — Cuirassement. — Pavois et garde-corps. — Ouvertures pratiquées dans la coque, les ponts et les cloisons. — Pièces rapportées sur la coque. — Ventilation. — Service d'eau. — Gouvernails. — Corrosion et salissure. — Poids et résistance des coques. — Grand in-8 de 616 pages avec 359 fig.; 1894. **15** fr.

PONTS SOUS RAILS ET PONTS-ROUTES A TRAVÉES MÉTALLIQUES INDÉPENDANTES.

FORMULES, BARÈMES ET TABLEAUX

Par Ernest HENRY,

Inspecteur général des Ponts et Chaussées.

UN VOLUME GRAND IN-8, AVEC 267 FIG.; 1894 (E. T. P.).. **20** FR.

Calculs rapides pour l'établissement des projets de ponts métalliques et pour le contrôle de ces projets, sans emploi des méthodes analytiques ni de la statique graphique (économie de temps et certitude de ne pas commettre d'erreurs).

TRAITÉ DES INDUSTRIES CÉRAMIQUES

TERRES CUITES.
PRODUITS RÉFRACTAIRES. FAÏENCES. GRÈS. PORCELAINES.

Par E. BOURRY,

Ingénieur des Arts et Manufactures.

GRAND IN-8, DE 755 PAGES, AVEC 349 FIG.; 1897 (E. I.). **20** FR.

BLANCHIMENT ET APPRÊTS
TEINTURE ET IMPRESSION

PAR

Ch.-Er. GUIGNET,
Directeur des teintures aux Manufactures nationales
des Gobelins et de Beauvais.

F. DOMMER,
Professeur à l'École de Physique
et de Chimie industrielles
de la Ville de Paris.

E. GRANDMOUGIN,
Chimiste, ancien préparateur à l'École de Chimie de Mulhouse.

UN VOLUME GRAND IN-8 DE 674 PAGES, AVEC 368 FIGURES ET ÉCHANTILLONS DE TISSUS IMPRIMÉS; 1895 (E. I.)....... **30 FR.**

TRAITÉ DE CHIMIE ORGANIQUE APPLIQUÉE

Par M. A. JOANNIS,
Professeur à la Faculté des Sciences de Bordeaux,
Chargé de cours à la Faculté des Sciences de Paris.

DEUX VOLUMES GRAND IN-8 (E. I.).

TOME I : Généralités. Carbures. Alcools. Phénols. Éthers. Aldéhydes. Cétones. Quinones. Sucres. — Volume de 688 pages, avec figures; 1896............. **20 fr.**
TOME II : Hydrates de carbone. Acides monobasiques à fonction simple. Acides polybasiques à fonction simple. Acides à fonctions mixtes. Alcalis organiques. Amides. Nitriles. Carbylamines. Composés azoïques et diazoïques. Composés organo-métalliques. Matières albuminoïdes. Fermentations. Conservation des matières alimentaires. Volume de 718 pages, avec figures; 1896................................ **15 fr.**

MANUEL DE DROIT ADMINISTRATIF

SERVICE DES PONTS ET CHAUSSÉES ET DES CHEMINS VICINAUX,
Par M. Georges LECHALAS,
Ingénieur en chef des Ponts et Chaussées.

DEUX VOLUMES GRAND IN-8, SE VENDANT SÉPARÉMENT (E. T. P.).

TOME I : Notions sur les trois pouvoirs. Personnel des Ponts et Chaussées. Principes d'ordre financier. Travaux intéressant plusieurs services. Expropriations. Dommages et occupations temporaires. — Volume de CXLVII-536 pages; 1889......... **20 fr.**
TOME II (Iʳᵉ PARTIE) : Participation des tiers aux dépenses des travaux publics. Adjudications. Fournitures. Régie. Entreprises. Concessions. — Volume de VIII-399 pages; 1893... **10 fr.**

COURS DE GÉOMÉTRIE DESCRIPTIVE

ET DE GÉOMÉTRIE INFINITÉSIMALE,
Par M. Maurice D'OCAGNE,
Ingénieur des Ponts et Chaussées, Professeur à l'École des Ponts et Chaussées,
Répétiteur à l'École Polytechnique.

UN VOLUME GRAND IN-8, DE XI-428 PAGES, AVEC 340 FIGURES; 1896
(E. T. P.)... **12 FR.**

BIBLIOTHÈQUE
PHOTOGRAPHIQUE

La Bibliothèque photographique se compose de plus de 200 volumes et embrasse l'ensemble de la Photographie considérée au point de vue de la science, de l'art et des applications pratiques.

À côté d'Ouvrages d'une certaine étendue, comme le *Traité* de M. Davanne, le *Traité encyclopédique* de M. Fabre, le *Dictionnaire de Chimie photographique* de M. Fourtier, la *Photographie médicale* de M. Londe, etc., elle comprend une série de monographies nécessaires à celui qui veut étudier à fond un procédé et apprendre les tours de main indispensables pour le mettre en pratique. Elle s'adresse donc aussi bien à l'amateur qu'au professionnel, au savant qu'au praticien.

TRAITÉ DE PHOTOGRAPHIE PAR LES PROCÉDÉS PELLICULAIRES,

Par M. George BALAGNY, Membre de la Société française de Photographie, Docteur en droit.

2 volumes grand in-8, avec figures; 1889-1890.

On vend séparément :

TOME I : Généralités. Plaques souples. Théorie et pratique des trois développements au fer, à l'acide pyrogallique et à l'hydroquinone........................... **4 fr.**

TOME II : Papiers pelliculaires. Applications générales des procédés pelliculaires. Phototypie. Contretypes. Transparents................................. **4 fr.**

LES PAPIERS PHOTOGRAPHIQUES AU CHARBON,

ENSEIGNEMENT SUPÉRIEUR DE LA PHOTOGRAPHIE.

(COURS PROFESSÉ A LA SOCIÉTÉ FRANÇAISE DE PHOTOGRAPHIE.)

Par R. COLSON, Capitaine du Génie, Répétiteur
à l'École Polytechnique.

Un volume grand in-8; 1898.................................. **2 fr. 75 c.**

LA PHOTOGRAPHIE. TRAITÉ THÉORIQUE ET PRATIQUE.

Par M. DAVANNE.

2 beaux volumes grand in-8, avec 234 fig. et 4 planches spécimens.. **32 fr.**

On vend séparément :

Ire PARTIE : Notions élémentaires. — Historique. — Épreuves négatives. — Principes communs à tous les procédés négatifs. — Épreuves sur albumine, sur collodion, sur gélatinobromure d'argent, sur pellicules, sur papier. Avec 2 planches spécimens et 120 figures; 1886........................ **16 fr.**

IIe PARTIE : Épreuves positives : aux sels d'argent, de platine, de fer, de chrome. — Épreuves par impressions photomécaniques. — Divers : Les couleurs en Photographie. Épreuves stéréoscopiques. Projections, agrandissements, micrographie. Réductions, épreuves microscopiques. Notions élémentaires de Chimie, vocabulaire. Avec 2 planches spécimens et 114 figures; 1888........................... **16 fr.**

Un Supplément, mettant cet important Ouvrage au courant des derniers travaux, est en préparation.

LIBRAIRIE GAUTHIER-VILLARS ET FILS

LA TRIPLICE PHOTOGRAPHIQUE DES COULEURS ET L'IMPRIMERIE.

Système de Photochromographie LOUIS DUCOS DU HAURON.
Par ALCIDE DUCOS DU HAURON.
In-18 jésus de v-488 pages ; 1897.............................. **6 fr. 50** c.

TRAITÉ ENCYCLOPÉDIQUE DE PHOTOGRAPHIE,
Par M. C. FABRE, Docteur ès Sciences.
4 beaux vol. grand in-8, avec 724 figures et 2 planches ; 1889-1891... **48 fr.**
Chaque volume se vend séparément **14** *fr.*

Des suppléments destinés à exposer les progrès accomplis viendront compléter ce Traité et le maintenir au courant des dernières découvertes.

1er *Supplément* (A). Un beau vol. gr. in-8 de 400 p. avec 176 fig.; 1892. **14 fr.**

Les 5 volumes se vendent ensemble..................... **60 fr.**

2e *Supplément* (B). Un beau volume grand in-8 de 400 pages avec nombreuses figures, paraissant régulièrement chaque mois en 5 fascicules de 80 pages chacun à partir du 15 juillet 1897.

Prix pour les souscripteurs .... **10 fr.**
Dès que le volume sera complet, le prix sera porté à............ **14 fr.**

LA PRATIQUE DES PROJECTIONS.
Étude méthodique des appareils. Les accessoires. Usages et applications diverses des projections. Conduite des séances ;
Par M. H. FOURTIER.
2 vol. in-18 jésus.
TOME I. Les Appareils, avec 66 figures; 1892...................... **2 fr. 75** c.
TOME II. Les Accessoires. La Séance de projections, avec 67 fig.; 1893. **2 fr. 75** c.

LES LUMIÈRES ARTIFICIELLES EN PHOTOGRAPHIE.
Étude méthodique et pratique des différentes sources artificielles de lumières, suivie de recherches inédites sur la puissance des photopoudres et des lampes au magnésium ;
Par M. H. FOURTIER.
Grand in-8, avec 19 figures et 8 planches ; 1895............... **4 fr. 50** c.

TRAITÉ DE PHOTOGRAPHIE INDUSTRIELLE,
THÉORIE ET PRATIQUE,
Par Ch. FÉRY et A. BURAIS.
In-18 jésus, avec 94 figures et 9 planches ; 1896....................... **5 fr.**

L'ART DE RETOUCHER LES NÉGATIFS PHOTOGRAPHIQUES,
Par C. KLARY, Artiste photographe.
4e tirage. In-18 jésus; 1897................................. **2 fr.**

LE FORMULAIRE CLASSEUR DU PHOTO-CLUB DE PARIS.

Collection de formules sur fiches renfermées dans un élégant cartonnage et classées en trois Parties : *Phototypes, Photocopies et Photocalques, Notes et renseignements divers,* divisées chacune en plusieurs Sections ;

Par MM. H. Fourtier, Bourgeois et Bucquet.

Première Série ; 1892... **4 fr.**

Deuxième Série ; 1894... **3 fr. 50 c.**

LA PHOTOGRAPHIE INSTANTANÉE,

THÉORIE ET PRATIQUE,

Par M. Albert Londe.

Directeur du Service photographique à l'Hospice de la Salpêtrière,

3ᵉ édition, entièrement refondue. In-18 jésus, avec figures ; 1897. **2 fr. 75 c.**

VIRAGES ET FIXAGES.

Traité historique, théorique et pratique ;

Par M. P. Mercier,

Chimiste, Lauréat de l'École supérieure de Pharmacie de Paris.

2 volumes in-18 jésus ; 1892.. **5 fr.**

On vend séparément :

Iʳᵉ Partie : Notice historique. Virages aux sels d'or............... **2 fr. 75 c.**

IIᵉ Partie : Virages aux divers métaux. Fixages.................. **2 fr. 75 c.**

OPTIQUE PHOTOGRAPHIQUE

SANS DÉVELOPPEMENTS MATHÉMATIQUES,

Par le Dᵣ A. Miethe.

Traduit de l'allemand par A. Noaillon et V. Hassreidter.

Grand in-8, avec 72 figures et 2 Tableaux ; 1896............... **3 fr. 50 c.**

NOTES SUR LA PHOTOGRAPHIE ARTISTIQUE.

TEXTE ET ILLUSTRATIONS

Par M. C. Puyo.

Plaquette de grand luxe, in-4° raisin, avec 11 héliogravures de Dujardin et 39 phototypogravures dans le texte ; 1896............................ **10 fr.**

Il reste quelques exemplaires numérotés, sur japon, avec planches également sur japon..,........... **20 fr.**

Une planche spécimen est envoyée *franco* sur demande.

DE LA PROPRIÉTÉ ARTISTIQUE EN PHOTOGRAPHIE

SPÉCIALEMENT EN MATIÈRE DE PORTRAITS,

Par Édouard Sauvel, Avocat au Conseil d'État et à la Cour de Cassation.

Un volume in-18 jésus ; 1897.................................. **2 fr. 75 c.**

LA LINOTYPIE

ou Art de décorer photographiquement les étoffes pour faire des écrans, des éventails, des paravents, etc., menus photographiques ;

Par M. L. Tranchant, rédacteur en chef de la *Photographie.*

In-18 jésus ; 1896.. **1 fr. 25 c.**

TRAITÉ PRATIQUE
DES AGRANDISSEMENTS PHOTOGRAPHIQUES.
Par M. E. TRUTAT.

2 volumes in-18 jésus, avec 112 figures .... **5 fr.**

On vend séparément :

Iʳᵉ PARTIE : Obtention des petits clichés; avec 52 figures; 1891 .... **2 fr. 75 c.**
IIᵉ PARTIE : Agrandissements. 2ᵉ édition, avec 60 figures; 1897 .... **2 fr. 75 c.**

LES ÉPREUVES POSITIVES SUR PAPIERS ÉMULSIONNÉS.
Papiers chlorurés. Papiers bromurés. Fabrication. Tirage et développement. Virages. Formules diverses.

Par M. E. TRUTAT.

Un volume in-18 jésus; 1896 .... **2 fr.**

LA PHOTOTYPOGRAVURE A DEMI-TEINTES.
Manuel pratique des procédés de demi-teintes, sur zinc et sur cuivre;

Par M. Julius VERFASSER.

Traduit de l'anglais par M. E. COUSIN, Secrétaire-agent de la Société française de Photographie.

In-18 jésus, avec 56 figures et 3 planches; 1895 .... **3 fr.**

LA PHOTOGRAPHIE DES COULEURS.
Sélection photographique des couleurs primaires. Son application à l'exécution de clichés et de tirages propres à la production d'images polychromes à trois couleurs;

Par M. Léon VIDAL,

Officier de l'Instruction publique, Professeur à l'École nationale des Arts décoratifs.

In-18 jésus, avec 10 figures et 5 planches en couleurs; 1897..... **2 fr. 75 c.**

TRAITÉ PRATIQUE DE PHOTOLITHOGRAPHIE.
Photolithographie directe et par voie de transfert. Photozincographie. Photocollographie. Autographie. Photographie sur bois et sur métal à graver. Tours de main et formules diverses;

Par M. Léon VIDAL.

In-18 jésus, avec 25 fig., 2 planches et spécimens de papiers autographiques; 1893 .... **6 fr. 50 c.**

MANUEL PRATIQUE D'ORTHOCHROMATISME.
Par M. Léon VIDAL.

In-18 jésus, avec figures et 2 planches, dont une en photocollographie et un spectre en couleur; 1891 .... **2 fr. 75 c.**

NOUVEAU GUIDE PRATIQUE DU PHOTOGRAPHE AMATEUR.
Par M. G. VIEUILLE.

3ᵉ édition, refondue et beaucoup augmentée. In-18 jésus, avec figures; 1892 .... **2 fr. 75 c.**

6011 B. — Paris, Imp. Gauthier-Villars et fils, 55, quai des Gr.-Augustins.

ENCYCLOPÉDIE SCIENTIFIQUE DES AIDE-MÉMOIRE

DIRIGÉE PAR M. LÉAUTÉ, MEMBRE DE L'INSTITUT

Collection de 250 volumes petit in-8 (30 à 40 volumes publiés par an)

CHAQUE VOLUME SE VEND SÉPARÉMENT : BROCHÉ, 2 FR. 50; CARTONNÉ, 3 FR.

Ouvrages parus

Section de l'Ingénieur

PICOU. — Distribution de l'électricité. (2 vol.).

A. GOUILLY. — Air comprimé ou raréfié. — Géométrie descriptive (3 vol.).

DWELSHAUVERS-DERY. — Machine à vapeur. — I. Etude expérimentale calorimétrique. — II. Etude expérimentale dynamique.

A. MADAMET. — Tiroirs et distributeurs de vapeur. — Détente variable de la vapeur. — Épures de régulation.

M. DE LA SOURCE. — Analyse des vins.

ALHEILIG. — I. Travail des bois. — II. Corderie. — III. Construction et résistance des machines à vapeur.

AIMÉ WITZ. — I. Thermodynamique. — II. Les moteurs thermiques.

LINDET. — La bière.

TH. SCHLŒSING fils. — Chimie agricole.

SAUVAGE. — Moteurs à vapeur.

LE CHATELIER. — Le grisou.

DUDEBOUT. — Appareils d'essai des moteurs à vapeur.

CRONEAU. — I. Canon, torpilles et cuirasse. — II. Construction du navire.

H. GAUTIER. — Essais d'or et d'argent.

LECOMTE. — Les textiles végétaux.

DE LAUNAY. — I. Les gîtes métallifères. — II. Production métallifère.

BERTIN. — État de la marine de guerre.

FERDINAND JEAN. — L'industrie des peaux et des cuirs.

BERTHELOT. — Calorimétrie chimique.

DE VIARIS. — L'art de chiffrer et déchiffrer les dépêches secrètes.

GUILLAUME. — Unités et étalons.

WIDMANN. — Principes de la machine à vapeur.

MINEL (P.). — Électricité industrielle. (2 vol.). — Électricité appliquée à la marine. — Régularisation des moteurs des machines électriques.

HÉBERT. — Boissons falsifiées.

NAUDIN. — Fabrication des vernis.

SINIGAGLIA. — Accidents de chaudières.

GUENEZ. — Décoration de la porcelaine au feu de moufle.

VERMAND. — Moteurs à gaz et à pétrole.

MEYER (Ernest). — L'utilité publique et la propriété privée.

WALLON. — Objectifs photographiques.

Section du Biologiste

FAISANS. — Maladies des organes respiratoires.

MAGNAN et SÉRIEUX. — I. Le délire chronique. — II. La paralysie générale.

AUVARD. — I. Séméiologie génitale. — II. Menstruation et fécondation.

G. WEISS. — Electro-physiologie.

BAZY. — Maladies des voies urinaires. (2 vol.).

TROUSSEAU. — Hygiène de l'œil.

FÉRÉ. — Epilepsie.

LAVERAN. — Paludisme.

POLIN et LABIT. — Aliments suspects.

BERGONIÉ. — Physique du physiologiste et de l'étudiant en médecine.

MEGNIN. — I. Les acariens parasites. — II. La faune des cadavres.

DEMELIN. — Anatomie obstétricale.

CUÉNOT. — I. Les moyens de défense dans la série animale. — II. L'influence du milieu sur les animaux

A. OLIVIER. — L'accouchement normal.

BERGÉ. — Guide de l'étudiant à l'hôpital.

CHARRIN. — I. Les poisons de l'urine. — II. Poisons du tube digestif. — III. Poisons des tissus.

ROGER. — Physiologie normale et pathologique du foie.

BROCQ et JACQUET. — Précis élémentaire de dermatologie (5 vol.).

HANOT. — De l'endocardite aiguë.

WEILL-MANTOU. — Guide du médecin d'assurances sur la vie.

LANGLOIS. — Le lait.

DE BRUN. — Maladies des pays chauds. (2 vol.).

BROCA. — Tumeurs blanches des membres chez l'enfant.

DU CAZAL ET CATRIN. — Médecine légale militaire.

LAPERSONNE (DE). — Maladies des paupières et des membranes externes de l'œil.

KŒHLER. — Applications de la photographie aux Sciences naturelles.

BEAUREGARD. — Le microscope.

LESAGE. — Le choléra.

LANNELONGUE. — La tuberculose chirurgicale.

CORNEVIN. — Production du lait.

J. CHATIN. — Anatomie comparée (4 v.).

ENCYCLOPÉDIE SCIENTIFIQUE DES AIDE-MÉMOIRE

Ouvrages parus